知っておきたい

薬害訴訟の実際
—企業リスクの最小化を目指して—

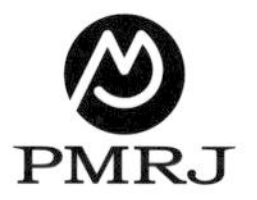

一般財団法人
医薬品医療機器レギュラトリーサイエンス財団 | 企画・編集

薬事日報社

序

平成22年春に薬害肝炎事件の検証及び再発防止のための医薬品行政のあり方検討委員会が，「薬害再発防止のための医薬品行政等の見直し（最終提言）」をまとめ，その中で，製薬企業や医療関係者等に対する「薬害教育」の重要性が指摘されました。

それを受けて当財団では，平成22年より，製薬企業関係者をはじめ医療関係者，アカデミア，行政関係者，一般の方々などを対象とした薬害教育研修講座を毎年開催し，受講者を薬害教育エキスパートとして認定して参りました。

本書は，平成27年度レギュラトリーサイエンス エキスパート研修講座認定コース「薬害教育エキスパート研修講座－企業リスク最小化の視点から－」でご講演いただいた，薬害被害者・家族，弁護士，医療関係者，新聞記者，教育関係者などの方々のご講演内容を中心にまとめたものです。

当財団ではすでに，戦後の薬害事件の概要や健康被害を防ぐための知識や教訓等をまとめた「知っておきたい薬害の知識－薬による健康被害を防ぐために－」，「知っておきたい薬害の教訓－再発防止を願う被害者からの声－」，「Drug-Induced Suffering in Japan日本の薬害事件（日英対訳）」の他，個別の薬害事件や薬害事件全体をまとめた総集編など各種DVDの制作を行っております。

薬害教育は，製薬企業関係者や行政関係者のみならず，実際に医薬品を取り扱う医療関係者に対しても，不適正使用等による健康被害を回避し，また，適正使用によっても避けられない副作用からできる限り患者さんの命を守ることを徹底することでもあります。

このような観点から，本書では，過去の薬害事件等から医薬関係者が再発防止のために何を学ぶべきかに重点を置き解説しております。本書が，姉妹書などとともに，製薬企業や行政関係者，医療関係者，教育関係者，医療関係学生の他，幅広く国民の皆様方にとって，医薬品のベネフィットを最大限生かしながら，医薬品による健康被害をできる限り回避するための一助となることを期待しております。

平成28年10月

一般財団法人医薬品医療機器レギュラトリーサイエンス財団
理事長　土井　脩

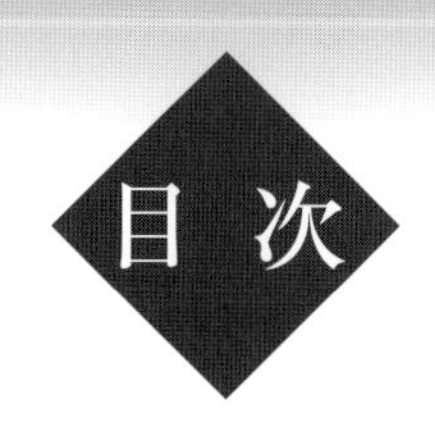

目次

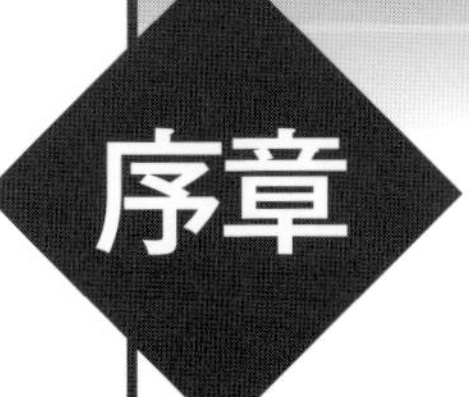

序章 戦後の医薬品や医療機器が関連した健康被害事件の概要と教訓 —企業リスク最小化の視点から—

医薬品医療機器レギュラトリーサイエンス財団理事長　土井 脩

1 リスク最小化を考える上での留意点

1）リスク最小化策の目的は何か

リスク最小化策は，企業や行政のリスクを最小化することが目的ではありません。その目的は，患者さんの利益を最優先にすることです。

リスク最小化というと，行政においては「とにかく企業には指示をしてやらせた。あとは企業と医療機関の責任だ」「リスク最小化策を考えるのは企業の責任だ」「効果が上がったかどうかはわからない。効果の評価は未知数」，また企業においては「行政から指示されたことはやって，証拠も残した。あとは医療機関の責任だ」「効果があがったかどうかはわからない。効果の評価は困難」などと，いわば“アリバイ作り”のように考えられがちです。しかし，リスク最小化策は，行政や企業のアリバイ作りであってはなりません。

繰り返しますが，最終的な目的は患者さんの利益を最優先にすることであり，その目的達成に効果がなければリスク最小化策は無意味となります。

2）従来のリスク最小化策は効果があがっているのか

企業側では，情報提供や添付文書の改善などをはじめとしてさまざまなリスク最小化策を行っています。しかしながら医療機関側では，添付文書や企業からの情報提供に，さほど深い関心をもっているわけではありません。医療機関の実態として，忙しくてそれどころではないというのが現状でしょう。それにもかかわらず，医療機関が関心を持つという前提で，薬事行政のシステムはできあがっています。

たとえば医薬品医療機器等法においても，企業が薬に関する情報提供をするのは医療関係者までで，患者への情報提供は，企業の責任ではありません。患者への情報提供は，医師や薬剤師からなされるのが現在の日本の医療システムの中での大前提であり，それがしっかり機能していないことに問題があります。結局，そのようなところに落とし穴ができて，行政も企業もしっかりやっているつもりなのに，医療の現場では，蚊帳の外に置かれた患者が被害に遭うということが繰り返されてきました。従来行われてきたリスク最小化策が，本当に効果のあるも

表1 従来のリスク最小化策は効果が上がっているか

- 医療機関は関心がない
  - ・企業からの情報は医療機関で無視されていないか
  - ・企業から医療機関への情報は適正かつ効果的に伝えられているのか
  - ・企業や行政は，医療機関の現状を理解しているのか
  - ・企業や行政は，情報の内容を吟味して伝えているのか
  - ・企業や行政はリスク最小化策が効果が上がっていると信じているのか
- 患者は蚊帳の外
  - ・医療機関では患者に必要な情報が伝えられているのか
  - ・調剤時における患者への情報提供や情報収集は行われているのか
  - ・患者の立場に立った情報提供や情報収集が行われているのか
  - ・リスク最小化は患者との共同作業であることを関係者は理解しているか

のかどうか，確認するための視点を**表1**にまとめました。

2 薬害とは何か

1）薬害の定義

薬害とは何かを考えるにあたり，まず，医薬品の副作用を4つに分類してみます。あとに述べるものほど薬害に近づいていきます。

①適正使用をしても防ぐことができない医薬品等による健康被害

これは「避けることができない副作用」で，基本的に薬害ではありません。ただし，開発や承認，医療現場への情報提供等に瑕疵があった場合には，④の副作用の「薬害」となります。

副作用の中ではいちばん多くみられるものですが，薬を適正に使用しても服用するときには避けられない一定の副作用があり，ある意味，患者はこれを「受忍」せざるを得ません。例としては，各種薬剤によるスティーブンス・ジョンソン症候群（SJS）や中毒性表皮壊死症（TEN），あるいは抗がん剤の各種副作用などが挙げられます。

しかし，避けられないとはいえ，重篤化する前に防ぐことが重要であり，医療関係者や患者に対する情報の徹底が不可欠です。これらはリスク最小化が可能です。

②適正使用していれば避けられた医薬品等による健康被害で，その被害が個人レベルで，社会問題化していないもの

社会問題化していないものの，本来は医療過誤・医療事故ととらえられる範疇の副作用であり，薬害ではありません。たとえば定期的な肝機能検査等が義務付けられているにもかかわらず，肝機能検査等を実施せず，漫然と薬を投与したために起きる肝機能障害や骨髄抑制などです。したがって，適正に使用していれば

防げたはずのものです。

これらの副作用，あるいは過剰投与は，実際には医療の現場で頻繁に起きています。しかし，スポット的に起こるため社会問題化しておらず，大部分は水面下に埋もれてしまいます。そのためいつまでたっても同様の事例が続き，いくら行政が注意を喚起しても，こうした実態が改善されないのが現状です。これらはリスク最小化が可能です。

③適正使用していれば避けられた医薬品等による健康被害で，その範囲が個人レベルを超えて広範囲で，表面化し，社会問題化したもの

前述の②は社会問題化しておらず，スポット的にいろいろな医療機関でぽつぽつと起こっている状態でした。しかし，同様の事例が広範囲で起こりそれが集積してくると，やがてマスメディアの目にとまり，社会問題化します。このような医療過誤・医療事故が，一般的には薬害として扱われ，薬害教育の対象となります。典型的な例として，ソリブジン事件，陣痛促進剤による子宮破裂・胎児仮死，大腿四頭筋拘縮症事件などが挙げられます。これらは薬が悪いというより，使い方が不適切であったために起きた健康被害ですから，本来は防げたはずのものです。これらはリスク最小化が可能です。

④企業，行政，医療機関等の瑕疵や不作為等が原因で起きた医薬品等による健康被害で，表面化し，社会問題化したもの

医薬品の副作用の中で，最も薬害的と言える事例です。一般的に薬害として扱われ，薬害教育の対象となります。たとえばサリドマイド事件，エイズ事件，C型肝炎事件や，あるいは安全対策が強化される前の不適正使用等によるゲフィチニブ（イレッサ）による間質性肺炎などです。これらは本来ならば，リスクが最小化できたものです。

2）医薬品等による健康被害

前述の①～④の副作用を**図1**に示します。図で明らかなように，薬害と呼ばれているのは，健康被害の中のごく一部分です。もちろん，その部分だけを減らせばいいわけではなくて，基本的に全体のリスク最小化を図り，健康被害を減らしていかなければなりません。

リスク最小化ができるということは，行政，企業，医療機関にとっても，さまざまな社会的問題に巻き込まれることがなく，巻き込まれて費やす多大な時間と費用も必要もなくなるわけです。何よりもいちばん重要なのは，患者さんが薬の被害に遭うこともなく，もし被害に遭ったとしても，早期に救命措置などをとることができ，死亡に至るようなことは起こらないということです。

「過去に戻って健康を回復してもらうことができないのであるのなら，同じような原因での副作用による事件は再び起こさないでほしい」というのが，薬による健康被害に遭った患者さんの切実な声です。薬の副作用はゼロにすることはで

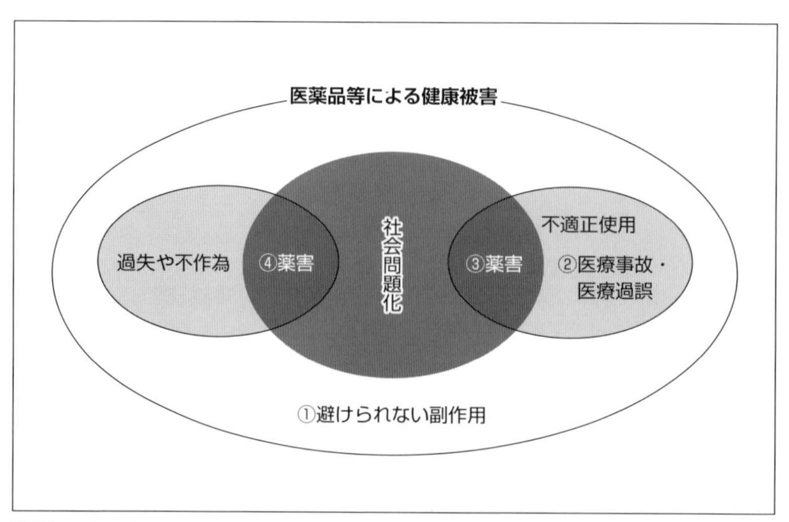

図1 医薬品等による健康被害

きません。だからこそ，副作用による健康被害が起きないようにするためにはどうしたらいいのか，起きた時にはどう対応したらいいのかを，過去の事例からしっかり学んでいくことが重要です。

3）医療事故や過去の薬害の教訓を活かす

▶過去の主な薬害事件

表2は，過去に日本で起きた主な薬害事件の一覧です。各薬害事件の詳細については，章末の参考資料を参照してください。

▶医療事故や過去の薬害の教訓を活かす

2008年5月に設置された「薬害肝炎事件の検証及び再発防止のための医薬品行政のあり方検討委員会」が，安全対策に関わる情報の評価と対策の実施において留意すべきことについて，次の2項目の報告を出しています。

①薬害は，最新の知識が不足していて起きたというより，既に製薬企業や行政が把握していたリスク情報の伝達が十分に行われなかったか，リスク情報の不当な軽視により，適切な対応・対策がとられなかったことによって発生する場合があること。

②入手していた情報の評価を誤り，行政が規制するという意思決定を行わなかったことに本質的な問題がある場合があること。

この報告においても，過去の薬害の経験を活かすことの重要性を訴えています。特にここで強調したいのは②です。企業や行政などの社会組織は，トライ＆エラーで失敗の中から学べばいいという個人レベルの失敗は許されません。リスクを拡大させる失敗は社会全体に甚大な損害を与え，患者には取り返しのつかない被害を与えます。過去の失敗から学び，同じ過ちは繰り返さないことを徹底し

表2 医薬品等が関係した過去の主な薬害事件

- ジフテリア予防接種禍事件（1948年頃）
- ペニシリンによるショック死（1956年頃）
- サリドマイドによる四肢欠損等の障害（サリドマイド事件）（1962年頃）
- アンプル入り風邪薬によるショック死（1965年頃）
- ストレプトマイシン等の抗生物質による聴力障害（1967年頃）
- クロラムフェニコールによる再生不良性貧血（1968年頃）
- クロロキンによる網膜症（クロロキン事件）（1969年頃）
- キノホルムによる亜急性脊髄視神経症（スモン事件）（1970年頃）
- 筋肉注射液による大腿四頭筋拘縮症（1973年頃）
- 予防接種事故（三種混合（DPT）ワクチン）（1975年頃）
- ダイアライザーによる眼障害（1982年頃）
- 血液製剤（血液凝固因子製剤）によるHIV感染（エイズ事件）（1983年頃）
- 血液製剤（フィブリノゲン製剤）によるHCV感染（C型肝炎事件）（1987年頃）
- 陣痛促進剤による子宮破裂・胎児仮死（1988年頃）
- MMRワクチンによる無菌性髄膜炎（MMR事件）（1992年頃）
- ソリブジンとフルオロウラシル系抗がん剤併用による骨髄抑制（ソリブジン事件）（1993年頃）
- イリノテカン塩酸塩による骨髄抑制・下痢（1994年頃）
- ヒト乾燥硬膜によるプリオン感染（CJD事件）（1997年頃）
- ゲフィチニブによる間質性肺炎（イレッサ事件）（2002年頃）

（注：因果関係が明らかでないもの，不適正使用が原因であるもの等を含む）

ていかなければなりません。特に行政においては，これを徹底する責任が大きいと言えます。

▶医療事故や薬害事件の教訓を活かす

それでは，過去の教訓を活かすには，具体的にはどうしたらよいでしょうか。繰り返しになる部分もありますが，次に列挙します。

①医療事故や薬害事件の経験を無駄にしない。

②過去の薬害事件から学ぶため，貴重な資料として，過去の埋もれた事件などの資料を掘り起こし，正確に分析して教訓を読み取る。

③再発防止のための制度・システムを構築するとともに，その基礎となった過去の事実を次の世代に受け継ぐ。

④社会・組織として過去の薬害事件等を記録・保存する。

⑤新しい世代には制度やシステム等を教育する際には，その契機となった過去の失敗の教訓を同時に教育する。

⑥個人レベルで「失敗しながら学ぶ」のではなく，社会・組織として「過去の失敗から学び，同じ過ちは繰り返さない」ことを徹底する。

「温故知新」という言葉があります。また，「賢者は歴史に学び，愚者は経験に学ぶ」というビスマルクの言葉もあります。これらの言葉のように，過去の人達が失敗しながらつくった教訓を徹底して活かしていけば，その失敗は再び繰り返す必要がないのです。過去の薬害事件から得た教訓は未来に活かす社会的財産であり，これらの遺産をしっかり受け継ぎ，活用していかなければなりません。

3 過去の医薬品等が関係した健康被害事例の教訓

ここでは，3つの薬害事件を取り上げて，リスク最小化という観点から，その要点を見ていきます。

1）ソリブジン事件

ソリブジンは，核酸系の抗ウイルス剤です。ソリブジンとフルオロウラシル系抗がん剤との併用で，白血球や血小板減少などの重篤な骨髄抑制が発生し，発売からわずか1か月で14名もの死亡事例を出しました。

ソリブジンは，おそらく当時としては類を見ない，新しい作用メカニズムで効く経口剤で，新聞などでも素晴らしい抗ウイルス剤ができたと書き立てられました。しかし，開発したのは，新薬開発の経験に乏しい製薬企業でした。新薬開発は，長い経験のある製薬企業が取り組むべきです。ソリブジンの場合も，抗がん剤開発に経験のある企業が行っていれば，おそらくこのような薬害事件は起きなかったでしょう。

ソリブジンの開発段階では，既に抗がん剤の作用を持続させるための研究が外国では行われており，まさにソリブジンと核酸系抗がん剤という，ソリブジン事件の被害事例とほとんど同じ組み合わせでの動物実験の論文も出されていました。それにもかかわらず，開発企業にはその論文を生かすだけの知識と経験がなかったのです。また，このことが治験の段階でも生かされませんでした。

さらに悪いことには審査段階でも，相互作用についての論文が企業から申請資料として提出されていたにもかかわらず，それが評価されていませんでした。審査をする側にもそれを見抜くだけの目がなかったのです。結局ソリブジンは，相互作用の観点からの評価が十分になされないまま，世の中に出てしまったのです。

開発段階から事件後までの各段階における問題点とその教訓を**表3**にまとめました。

2）イリノテカン塩酸塩による重篤な副作用問題の教訓

イリノテカン塩酸塩は，日本で開発された抗がん剤です。製造した企業は，新薬開発も抗がん剤開発も初めてという企業でした。

厚生労働省はいま，“夢の新薬”と目されるような薬について，日本が世界に先駆けて承認することを目指し，「先駆け審査」に取り組んでいます。ところが先駆け審査の対象になる世間から画期的といわれるような薬は，なぜか過去において薬害事件につながっているものが多いのです。前述のソリブジンも，そしてこれから述べるイリノテカン塩酸塩もゲフィチニブも夢の新薬と期待されていた

表3 ソリブジン事件の教訓

	経緯	教訓
開発段階	①安全性に関する検討が不十分 ②フルオロウラシル系抗がん剤の代謝を核酸系の薬剤で阻害することにより，抗がん剤の有効性を持続させるための動物実験論文（1986年，ベルギー論文）を入手（1988年）していながら，薬物相互作用の検討が不十分	①シード化合物等を発見した企業は，当該化合物の新薬開発能力を有する製薬企業に技術導出する ②新薬開発の経験の乏しい製薬企業は，作用メカニズムの新しい医薬品や，使用にあたり特段の注意が必要と予想される医薬品の開発には取り組まない ③安全性に関係する情報は，十分に検討し，非臨床，臨床の各段階のみならず，市販後においても特段の注意を払って追跡する
治験段階	①治験中に起こった副作用事例の収集・解析等が不十分で安全性評価に生かされていない ②治験段階で，相互作用等についての検討が不十分	①治験依頼者（製薬企業）は，治験対象物質の安全性等に関する情報を治験開始前に十分に収集し，非臨床試験等で確認し，その内容を治験計画書に十分盛り込むと同時に，治験担当医師等に徹底する ②①で検出された安全性に関する懸念事項等は，治験段階で重点的に検討する ③①，②を自社で行う能力がない製薬企業は，作用メカニズムの新しい医薬品や，製造や使用にあたり特段の注意が必要と予想される医薬品の開発には取り組まない
審査段階	①開発段階の問題点が発見できない ②添付文書への適正使用のための情報の記載方法が不十分	①作用メカニズムの新しい医薬品や，使用にあたり特段の注意が必要と予想される医薬品については，特段の緊張感を持って審査を行う ②企業から提出された資料についてはおろそかにせず，患者の安全性確保の観点から，評価を行う ③「作用が新しい新薬，画期的な新薬」等という前評判・風評に惑わされることなく，冷静に審査を行う ④欧米での使用経験がない新薬については，承認条件として全例調査や使用医療機関限定等の特段の安全措置を講じる ⑤前評判の高い新薬は承認直後に不適正使用される可能性が高いことを前提に，企業の善意に期待せず，特段の安全措置を講じる
使用段階（1）（医療機関／薬局）	①医療関係者は適正使用への関心が低い ②調剤段階での相互作用のチェックが十分行われていない ③患者への服用薬剤に関する情報提供が十分行われていない ④副作用発生後も患者への被害情報の告知が行われていない	①例え医療関係者から強い要求があっても，不適正使用の可能性がある場合には納品しない ②院外において，服薬指導や調剤段階での相互作用チェックが確実に行われることは期待しない ③重篤な副作用の発生に備えて，患者への情報提供の徹底を図る ④たとえ重篤な副作用が起きても，患者や家族には告知されていない可能性があることを前提に，医療関係者に対して，患者への告知や，副作用被害救済制度の利用等を要請する
使用段階（2）（情報の収集と提供）	①医療関係者に対する企業等の情報提供が不十分 ②重篤な副作用が迅速に収集されず，かつ，迅速に厚生省に報告されない ③医療機関に対し緊急に情報伝達することが困難 ④製造業者から販売業者への開発段階に得られた安全性情報の提供が不十分	①企業に対して安全性確保の重要性について再教育する，とくに，新薬に新規参入した企業に対しては企業モラルの徹底を図る ②安全性に関する各種規制・制度が形骸化しないよう，常に効率的・効果的な安全対策を目指す ③情報提供が形式化・形骸化しないよう，迅速かつ効果的・効率的な情報伝達・提供を目指す ④販売業者に対しても，適正使用に必要な情報の徹底を図る

（次頁につづく）

	経緯	教訓
事件後	①関係企業や医療関係者によるインサイダー取引のわが国での第1号事件となった ②ソリブジンそのものが悪いのではなく，抗がん剤との併用という不適正な使用が原因であることから，承認取り消しにはせず，より安全な使用を求めて，一部変更命令が行われた ③多くの被害者が出たにもかかわらず，国や企業に対する裁判は提起されなかった	①企業に対して安全性確保の重要性について再教育する，とくに，新薬に新規参入した企業に対しては企業モラルの徹底を図る ②適正使用の徹底が，結果的に製品の価値を高め，製品の寿命を延ばす ③万一大きな健康被害事件が起きた場合でも，企業や国等が誠意をもって被害者や遺族に対応すれば，大きな薬害裁判になることなく解決できる可能性がある

ものでした。

抗がん剤であるイリノテカン塩酸塩は，1993年12月，中央薬事審議会を通過し，記者発表されます。ところが翌日，「治験中に477人中20人が下痢や血液障害の副作用で死亡していた。それにもかかわらず，添付文書（案）の警告や使用上の注意の記載が曖昧である」ということが新聞で報道されました（第1章「メディアと薬害」参照）。

ソリブジン事件以後は，重大な被害が治験中に起きた場合は添付文書に警告等をしっかり付けることが記載要領に定められていました。しかし，それが守られていなかったのです。報道後の1994年1月，承認となる寸前に添付文書の記載は変更され，警告欄を設けたうえでの承認となりました。

1995年9月，一部変更承認（効能拡大）に際して，「再審査期間が終了するまでの間，本剤を投与された全症例を調査すること」という承認条件が付されます。しかしその後も，使用上の注意が守られないことが頻繁に起きて，使用が不適切で重篤な骨髄機能抑制に起因する死亡例が厚生省に報告されました。

1997年5月，こうした事態に対して，愛知県がんセンターの福島雅典医師が，イリノテカン塩酸塩死亡例の詳細情報提供を求め，厚生省（当時）と関係企業に対して情報開示請求を行いました。しかし，厚生省も企業もなかなか情報を開示しなかったため，福島医師は開示請求を大臣宛てに行います。ようやく開示されて明らかになったのは，多数の重篤な副作用事例が出ていたことです。発売後3年間で投与された約5,000人の患者のうち，副作用が原因とみられる死者が約40人に上っていたことが判明，これはマスメディアでも報道されます。そして，1997年7月，ついに厚生省は緊急安全性情報の発出を指示しました。

このような経緯をたどり，マスメディアでも報道されたことから，せっかくの有用な薬に対して負のイメージが強くつきまとう結果となってしまいました。有用な薬を望ましいかたちで世に送り出せなかったという意味で，リスクの最小化

表4 イリノテカン塩酸塩による重篤な副作用問題

問題点	•ソリブジン事件を教訓として添付文書の記載要領が改正されていたにもかかわらず，重大な副作用の情報が警告欄に記載されないまま承認されそうになった •新聞報道を受けて警告欄が追加されて承認されたにもかかわらず，適正使用のための情報が医療の現場には徹底されず，重篤な副作用が続いた
教訓	•作用メカニズムが新しい効き目の強い新薬を欧米に先駆けて承認するためは，安全性を確保するために，特段の慎重な審査が必要であり，全例調査等の承認条件を付すことが必要である •新薬を開発した経験のない企業が効き目の強い新薬を開発し，販売することは極めてリスクが高い

に失敗ということになります。

表4に，イリノテカン塩酸塩副作用問題に関する問題点と教訓をまとめます。

3）イレッサ事件の教訓

イレッサ（ゲフィチニブ）は海外の企業が開発し，世界に先駆けて日本が承認しました。イレッサは承認される前から，分子標的薬の抗がん剤として前評判が高く，「分子標的薬だから副作用がない」，「飲み薬なので通院で使える」などと，良いこと尽くめの薬として新聞などでも紹介され，「夢の抗がん剤」と謳われていました。

一般に，新薬が薬価基準に収載されるまで3か月程度の期間を要し，収載されてから医療の現場で使い始めることになります。しかし，イレッサの場合，「特定療養費扱い」という新たに導入された制度の第1号となり，薬価に収載されていなくても薬以外の医療費はすべて保険でみてもらえるという，この上ない好条件のもとに承認されました。そのため，薬価に収載されたときには，既に多くの医療現場で使われていたのです。

図2は，厚生労働省に報告されたデータをもとに，投与開始日を横軸にとったグラフです。緊急安全性情報が10月下旬に出されますが，それ以前に数多くの副作用報告がありました。緊急安全性情報の発出後は，副作用の発生がいくらか鈍化しましたが，それでも副作用報告がまだ続いているため，12月に再度，安全性問題検討会に基づく通知が発出されました。

ここで気をつけなければならないのは，経口剤であるという点です。つまり患者は，医師や看護師の監視下にない自宅などで薬を服用することになります。特に間質性肺炎などを起こしても，患者が自分で気づくことは困難です。このような薬であることがわかっていたはずなのに早々に承認され，安全対策が大きく遅れてしまいました。ソリブジンでは副作用報告があってからアクションを起こすまで1週間でしたが，イレッサの場合は1〜3か月かかり，その間，ずるずる使われ続けました。

以下に，主な問題点を見ていきます。

▶不適正使用が頻繁に行われていたこと※

イレッサは，本来は肺がんの薬です。しかし，良い薬であるという評判が高かったため，産婦人科や口腔外科など，承認されていないさまざまながんに試すような使われ方が多くされ，副作用が起きたときの対応が十分には行われなかった可能性があります。

▶「分子標的薬」への誤解

「分子標的薬」と聞くと，標的とする所にしか作用しないので副作用は起きにくいと誤解されがちです。しかし実際には，その標的はがん細胞の表面だけにあるわけではなく，体中の他の細胞にも存在する可能性があります。ですから，分子標的薬だから副作用が少ないなどということはありません。

▶制度等の形骸化

マスコミ先行型の薬は，もともと不適正使用されるおそれが強いため，「市販直後調査制度」が2001年に導入されていました。この制度はソリブジンのような薬による被害を再び起こさないようにするため，承認後6か月間は医療機関へ

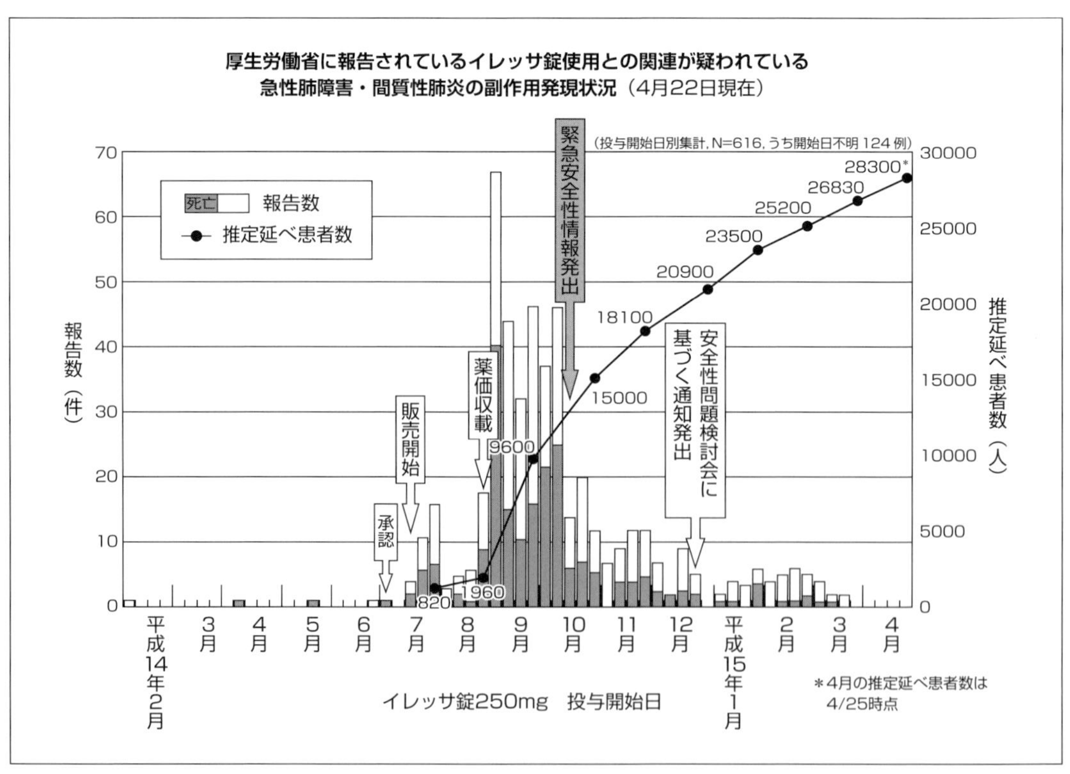

図2 厚生労働省に報告されているイレッサ錠使用との関連が疑われている急性肺障害・間質性肺炎の副作用発現状況

（平成15年5月2日　厚生労働省ゲフィチニブ安全性問題検討会）

表5 イレッサ事件の教訓

	経緯	教訓
開発段階	①分子標的薬であるため，従来型の抗がん剤とは副作用の発生パターンなどが異なる（軽微である）との油断があった ②間質性肺炎等の可能性を審査段階で指摘され，添付文書に記載していたにもかかわらず，企業は市販後にその情報を活かさなかった	①作用メカニズムが従来の医薬品と異なる新薬の開発にあたっては未知の副作用発生の可能性があり，特段の注意が必要である ②作用メカニズムが従来の医薬品と異なる新薬の開発にあたっては，既存の常識が通用しないため，特段の注意が必要である
審査段階	①新しい作用メカニズムで副作用が少なく，外来で使用可能であるとのマスコミ先行型の医薬品の評価は厳格に行われたか ②欧米での使用経験も乏しく，国内症例も限られた新薬であるにもかかわらず，市販後の安全性を確保するために，全例調査や使用医療機関限定等の承認条件をなぜ付さなかったのか	①作用メカニズムの新しい医薬品や，欧米での使用経験の乏しい医薬品については特段の緊張感を持って審査を行う必要がある ②欧米での使用経験の乏しい新薬については，承認条件として全例調査や使用医療機関限定等の安全措置を講じるべきである ③外来で使用を開始する抗がん剤は，入院時に使用する抗がん剤とは異なり，重篤な副作用の発見が遅れる恐れがあるので，特段の安全対策をとるべきである
審査段階から市販後段階の連携	①薬価収載前の特定療養費扱いが認められたことにより，情報徹底が不十分なままで販売開始されることによる安全対策上の懸念 ②患者や医療関係者の期待が高く，副作用のない抗がん剤という誤解が先行することにより，承認後短期間で広範囲に使用される可能性への懸念 ③審査段階での間質性肺炎の評価と添付文書への記載は市販後の安全対策に生かされたか	①開発・審査段階で得られた情報に基づき市販後の安全対策を適切かつ迅速に行えるよう，開発・薬事・審査部門と営業・安全対策部門の連携を強化する必要がある ②マスコミ先行型，期待先行型新薬は市販直後に不適正使用される可能性が高いことに対する歯止め措置を承認前・販売開始前に厳重に講じる必要がある
使用段階（情報の提供と収集）	①市販直後調査は適正使用の徹底と重篤な副作用の迅速な収集のために機能したか，適正使用情報の徹底はなされたか ②副作用情報の収集・評価・報告は迅速かつ効果的に行われ，迅速に安全対策が講じられたか ③不適正使用に基づく副作用症例報告と，適正使用に基づく副作用症例報告は峻別して評価され，対応が検討されたか	①市販直後調査は新薬の適正使用の徹底と重篤な副作用の迅速な収集が目的であることを行政側・企業側は改めて認識する必要がある ②医療機関に対して適正使用情報を繰り返し徹底し，特に新薬については発売当初は適正使用が重要であることを企業は理解し，医療機関に対し徹底する必要がある ③副作用情報は収集が目的ではなく，安全対策を迅速に講じることが目的であることを，企業側，行政側は理解する必要がある　④不適正使用による副作用と適正使用による副作用は峻別して評価し，対策を講じる必要がある
使用段階（医療機関・薬局）	①添付文書等の情報は医療の現場にはあまり徹底していない ②マスコミ先行型，期待先行型のため，通院で治療可能な抗がん剤に対する医療関係者の警戒が不十分で，専門外の医師が適応外処方した可能性が高い ③病院や薬局において患者への服薬指導，とくに重篤な副作用に対する服薬指導が十分に行われていない	①医療機関に対する適正使用に必要な情報の徹底を繰り返し行う ②不適正使用の可能性のある医療機関には新薬発売当初は納入しない ③調剤段階での患者に対する服薬指導を徹底する ④重篤な副作用の発生に備えて，患者への情報提供の強化を図る

（次頁につづく）

	経緯	教訓
その他の問題点	①欧米未承認の新薬をわが国が最初に承認したことは誤りか ②審査段階で指摘された副作用や，発売初期に収集された副作用症例はその後の安全対策に迅速かつ適切に生かされたか ③適正使用の徹底等の対策は迅速かつ適切になされたか ④健康被害がマスメディアで報道された際の行政担当者の対応が裁判の一因となった	①日米欧3極の1つとして，わが国が新薬審査・承認のリスクを負うことは国際的な義務であり，今後も推進すべきことである。その際，症例数が限られている場合等には，全例調査や使用医療機関限定等の承認条件を付し，安全対策を同時に講じるべきである ②間質性肺炎等の可能性が審査段階で指摘されていたにもかかわらず，市販直後に得られた重篤な副作用情報が，緊急安全性情報の発出等の迅速な安全対策に活かされず，安全対策が大幅に遅れたことは今後の改善すべき課題である ③重篤な健康被害事件等が起きた後の企業や行政関係者の姿勢・態度がその後の問題の解決に大きく影響することを関係者は心すべきである

の適正使用の徹底を行うと共に厳重な監視下で使用するというものです。しかし，イレッサの場合，それが必ずしもきちんと運用されていませんでした。

もう1つは，分子標的薬であるイレッサは欧米で未承認の薬のため，副作用についての情報が十分にありませんでした。ですから，欧米での未承認の新薬については，承認条件として全例調査や，使用医療機関限定等の安全措置を講じるべきであるのは当然のことです。使用経験の乏しい薬，副作用のおそれの強い抗がん剤などには全例調査をかけることは，当時では常識になっていました。また，専門外の医者が手を出さないように，「使用医療機関限定」にすべきであり，承認後しばらくは厳重に管理しながら使っていくことが重要です。ところがこれらのことが，イレッサでは行われなかったため，実際に被害を出してしまいました。

世界に先駆けて承認すること自体は日本の患者さんのためには重要です。ただし，承認する時には，きちんと安全対策を立てたうえで承認することが不可欠です。それをやらないなら，欧米での使用経験が蓄積するまでわが国では薬は承認しないほうがいいということです。

イレッサの開発段階からの各段階における問題点とその教訓を**表5**にまとめます。

イレッサ事件は，ソリブジン事件から約10年後に起きました。そして，イレッサ事件から更に10年余りの年月が経つ今日，過去の薬害の教訓を忘れるようなことがあってはなりません。

文 献

1） 薬事エキスパート研修会シリーズ②「実例から学ぶ医薬品のリスクマネジメント」（日本公定書協会編集）（株式会社じほう社）

2)「実例から学ぶ医薬品のライフサイクルマネジメント（連載）」（土井脩）（「月刊薬事」2007.10－2008.09）（株式会社じほう社）
3)「知っておきたい薬害の知識―薬による健康被害を防ぐために―」（日本公定書協会企画・編集）（株式会社じほう社）
4)「知っておきたい薬害の教訓―再発防止を願う被害者からの声―」（医薬品医療機器レギュラトリーサイエンス財団企画・編集）（薬事日報社）
5)「日本の薬害事件 Drug-Induced Suffering in Japan」（医薬品医療機器レギュラトリーサイエンス財団企画・編集）（薬事日報社）
6)（薬害教育DVDシリーズ）「温故知新―薬害から学ぶ―①-⑨」（医薬品医療機器レギュラトリーサイエンス財団企画・編集）
7)（映像で学ぶ薬害シリーズ「薬害の知識と教訓」（DVD））「総集編」（医薬品医療機器レギュラトリーサイエンス財団企画・編集）
8)（映像で学ぶ薬害シリーズ「薬害の知識と教訓」（DVD））「クロロキン事件」（医薬品医療機器レギュラトリーサイエンス財団企画・編集）

Profile

医薬品医療機器レギュラトリーサイエンス財団理事長　土井 脩

1969年東京大学大学院薬学系研究科修士課程修了（薬学博士）。1990年新医薬品課長，1992年安全課長，1995年医薬品副作用被害救済・研究振興調査機構審議役，1996年大臣官房審議官・新薬審査体制の強化（審査センター創設），2001年医薬品副作用被害救済・研究振興調査機構理事，2004年（独）医薬品医療機器総合機構理事（技監）・（独）医薬品医療機器総合機構立ち上げ，2006年（財）日本公定書協会専務理事・企業の薬事担当者のパワーアップを図るため薬事エキスパート研修会を企画立案，2006年（財）日本公定書協会 理事長，一般財団法人 医薬品医療機器レギュラトリーサイエンス財団理事長（現職）。

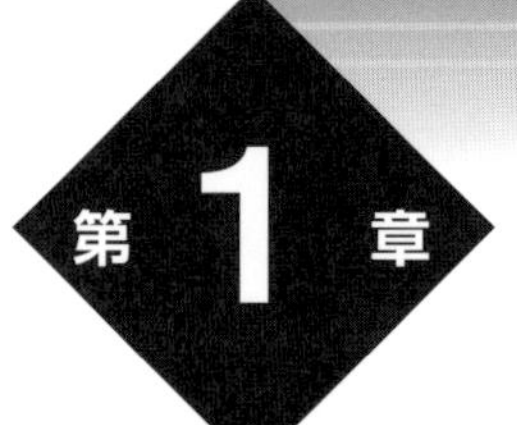

第1章 メディアと薬害 —薬害と副作用のどこが違うのか—

ノンフィクション作家（元 朝日新聞社会部） 辰濃 哲郎

1 記者の立場から見る薬害事件

この章では，企業の論理でもなく，官僚の論理でもなく，厚生省を担当した記者として薬害をどうとらえてきたのか，実際に自分が取材してこの目で見た立場から述べていきます。

1981年，私は朝日新聞社に入社し，主に社会部で事件ばかりを追いかけてきましたが，1991年，それまでとは畑違いの厚生省（当時）の担当となりました。当初は，医学や薬についてまったくの門外漢でしたが，その後，1995年までの4年間，厚生省記者クラブ詰めを担当することになります。

当時，厚生省詰めの記者の任期はだいたい1～2年，長くても2年半ぐらいと相場が決まっていました。私の4年間という任期は，例外的に長い部類に入ります。このことで，後になって痛感したことがあります。

厚生省記者クラブ詰めになりたての記者は，医学や医薬品等の高度に専門的な話になかなかついていけません。たとえば承認された新薬の一覧表を見せられて，記者クラブで1時間ほどのレクチャーを受けても，いったい何がニュースになるのかさっぱりわからないのです。そこで，レクチャーが終わってから新薬品課の課長補佐のところに行き，また1時間ほど話を聞いて教わります。その課長補佐は，いわば私の先生になるわけです。最初のうちは教わることばかりですので，とても先生を批判することなどできません。特に薬の分野についてはその成分から化学的なこと，医薬品行政の仕組みに至るまで，一から教わるわけです。そのため，お互いに対等に話しができるようになるまでには，最低でも2年くらいはかかります。官僚組織とその仕事に目を光らせていくのが，本来の記者の役割なのですが，そうはいかない現実がありました。しかし，われわれ記者は，官僚という組織に対して，患者サイド，あるいは一般国民の立場からものを見ていくのがその使命と考えます。

さて，近年の薬害の歴史を見てみると，1993年にいくつもの薬害事件が集中しています（**表1-1**）。この1993年という年は，私が厚生省詰めになってちょうど2年が過ぎた頃でした。多くの薬害が起きたこの時期に，厚生省詰め3年目というポジションで記者の仕事ができた巡り合わせは，自分にとっても非常に勉強になり，官僚サイドにある部分では対峙していくこともできましたし，ある部分

表1-1 薬害の歴史

エイズ	1983年
MMRワクチン	1993年
ソリブジン	1993年
イリノテカン	1993年
イレッサ	2002年

では薬害に対して共闘していくことにつながりました。

エイズは1982年ごろから海外で感染者が発生しています。1983年に入ると，日本でも厚生省が危機感を抱くようになり，省内にエイズ研究班を立ち上げました。エイズ研究班の班長には，後に裁判等で広く名前を知られるようになった安部 英（あべ たけし）氏が就任しています。1989年から使われていたMMRワクチン（M：はしか，M：おたふくかぜ，R：風疹）が大きく社会問題化したのが1993年。ソリブジン事件を薬害と呼ぶかどうかは別として，これが起きたのも1993年です。後述しますが，イリノテカンの事件では，私が厚生省詰め記者の立場で関わった，たいへん印象深い出来事がありました。2002年，イレッサの時には，私は厚労省の担当をはずれていて，遊軍記者として深く掘り下げて取材しました。イレッサの副作用では多くの方が間質性肺炎で亡くなりましたが，これが薬害と言えるかどうかについても，あとで見ていきます。

2 システムに則った「情報」

われわれ記者は，これは薬害であるのか，それとも致し方ない副作用であるのか見きわめをつける時に，**表1-2**のような事実関係を見ます。このシステムに則って，適正に情報が流されていたのか，そうでなかったのか。つまり，患者サイドに立って，必要な情報が適正に伝えられていたのか，ということで判断していきます。情報が遅れたり，公開されなかったり，吟味されなかったり，故意に疎かにされることによって被害が発生した場合に，私は「薬害」という言葉を使って，新聞に記事を書いていました。

厚生労働省のサイトには，「薬害を学ぼう」というコンテンツがあります（http://www.mhlw.go.jp/bunya/iyakuhin/yakugai/）。

これは，中学3年生を対象とした教育資料ですが，今年度の内容を見るとさまざまな薬害について紹介されています。しかし，ここで後述するソリブジンやイレッサについては取り上げられていません。厚労省がいう薬害と，われわれが薬害と呼ぶものの違いが出ているような気がしますが，やはり立場立場によって，薬害の定義が少しずつ変わってくるように思います。

表1-2 システムに則った「情報」

新医薬品の安全性	
→効果・副作用情報	治験医師から製薬会社へ
→添付文書への反映	★製薬会社（厚労省）
→市販後調査での副作用	医師から製薬会社へ
→ドクターレターで注意喚起	★製薬会社（厚労省）

ただ，患者や一般市民の立場から見たときに，薬害の一つの基準として，「情報が適正に伝わっていなかった」ことを挙げるべきであると私は考えています。

3 エイズ

1983年，厚生省エイズ研究班が設置され，帝京大学付属病院の安部英教授が研究班班長の任に就きました。1996年，安部氏は東京地検特捜部に業務上過失致死容疑で逮捕されました。その容疑は，1984年当時，非加熱血液製剤がHIVに汚染されていることを知りながら，院内の医師に投与を止める指示をせず，血友病患者1人をエイズで死なせた，というものです。

1993年，エイズ研究班が問題になっていた時に，私は安部氏に何度か取材しました。彼はいささかエキセントリックな人でしたが，血友病患者さんの治療にかける熱意と矜持は高く，滔々と話し続ける姿のその迫力たるや凄いものがありました。彼は微塵も自分に非があるとは思っていなかったのです。その安部氏が逮捕された時は，患者さんの治療に尽力している姿を知っているだけに，権威ある医者がこのような事態に陥るのかと，私自身，非常にショックを受けました。とはいえ，現実に逮捕されてしまったわけですから，そのような思いはなかなかストレートに記事には書けませんでした。

あとになって，エイズ研究班の会合の時の録音テープが見つかりました。その中で安部氏は，「私は毒が入っていると思いながらも，注射しているんです。それだけ微妙なものなんです。それでも患者を助けなければいけない」という趣旨の言葉を使っていました。「患者を助ける」という思いで語ったことであろうに，彼は饒舌でしたから「毒が入っているかもしれない」という言葉を使ってしまい，「危険性を予測していた」などと評論家などからも批判される結果となりました。

しかし，安部氏は逮捕から5年後，一審の判決では無罪となります。その理由は，1984年当時，世界的権威の専門家達でさえ，非加熱製剤によってHIV感染の危険があるという認識は持っていなかった，というものです。二審では，安部氏は心臓疾患，認知症を患って公判停止となり，そして88歳で死去しました。

現在ならば，1984年当時，危険の予測性という意味で罪に問われたことは妥当であったか疑問があります。しかし，当時のわれわれの見識で判断できたかと問われると，非常に難しいものがあります。われわれは安易に「薬害エイズ」という言葉を使っていましたが，どこからが薬害で，どこからがやむを得ない副作用であるのか，非常にデリケートな部分があります。このことは，常に真摯に検証していかなくてはいけない課題であると思います。

4 MMRワクチン

1989年に予防接種が始まったMMR（M：はしか，M：おたふくかぜ，R：風疹）ワクチンは，当初，10万～20万人に1人の頻度で無菌性髄膜炎を発症するとされていました。ところが2年後には1200人に1人（約0.08%），最終的には900人に1人（約0.1%）が発症となっています。おたふくかぜは自然感染した場合，2%強で無菌性髄膜炎を発症すると言われており，たとえ900人に1人の割合で副作用が起きたとしても，ワクチンのほうが有用ではないかという議論もありました。

MMRワクチンに限らず，一般的にワクチンは，社会防疫の意味合いから，どこからが薬害で，どこからがやむを得ない副作用であるのか，その境目を判断することが非常に難しいものです。

ただ，MMRワクチンで問題があったのは，ワクチンメーカーである阪大微生物研究会が，ワクチン株の製法を，承認を受けた羊膜培養から細胞培養に無断で変更していたことです。メーカー側としては製法変更で副作用を減じられるのではないかという思惑があったようなのですが，それは証明ができていません。しかもワクチン株は，ほんの些細なことでその性質を激変させ，予想もつかないものになる可能性があります。メーカーがどんな変化があったかを立証できないまま無断で製法を変えてしまったという経緯から，「薬害である」と言えるわけです。

5 ソリブジン事件

ソリブジン事件の発生後，厚生省（当時）の対応は比較的早いものでした。

厚生省省内には，新薬の承認を担当する新薬品課，薬の安全性を担保する安全課がありますが，互いの課で意見やスタンスが対立することもあり，するとかえって対応が早くなるといった不思議なケースもあります。ソリブジンの場合も，新薬品課が新薬として承認したのもスピーディでしたが，事件が起きてからの対応もかなり速やかでした。

事件後，われわれが入手した企業の内部文書によって，ソリブジンは治験の段階で，フルオロウラシル系抗がん剤との併用により3人の死者が出ていることが明らかになりました。これによってわれわれは，この事件が薬害であることを認識します。というのも，3例の死亡報告のうち，企業サイドは1例しか報告せずに，新薬としての承認申請をしていたのです。死亡例が1例であったら，添付文書に重大な警告として注意書きをせずに承認されることもあり得ますが，3例となると話は変わります。情報が故意に伝えられていなかったという点において，この事件は構造的な薬害であると言えるでしょう。

6 イリノテカン

1993年の12月，画期的な抗がん剤が開発され，翌1994年の1月に承認となることが厚生省の記者クラブで発表されました。日本で開発され，後に広範ながんに用いられることになった抗がん剤，イリノテカンです。

ただし，イリノテカンは治験段階で，477名中20名の死亡例がありました。しかも投与した患者の8割に白血球減少の兆候がみられました。つまりは，かなり危険な薬であるということです。もちろん，効き目のある薬なら副作用もそれだけ強くなるのは当たり前ですが，それをいかに使いこなし，有効な薬剤として定着させていくかが，厚生省や製薬メーカーの義務であると思います。

しかし，このときに発表になった添付文書には「ときに致命的な経過をたどることがある」「死亡された例が報告されている」という警告文はありましたが，死亡頻度までは書かれていませんでした。これでは処方する医師の側から見たら明らかに情報不足です。そこで私は，記者クラブでのレクチャー後，担当の課長補佐の所に行き，「添付文書の警告文があまりにも軽すぎる，これではソリブジンの時の教訓が活かされたとは言えない」と問いかけました。そのときの課長補佐の反応は芳しいものではありませんでしたが，年が明けるとすぐに，課長補佐本人から私に連絡があり，添付文書を変えることを告げられました。

変更後の添付文書では，致命的な経過をたどることがあるので頻回に臨床検査を行うなどして観察することと明記され，さらに赤字の警告文で，「緊急時に十分に措置できる医療施設及び癌化学療法に十分な経験を持つ医師のもとで，本剤の投与が適切と判断される症例についてのみ投与」と書き加えられていたのです。それ以前の添付文書では見られない，医療施設と医師を限定する厳格な縛りが規定されたのです。

添付文書にこれだけのきつい縛りをかけても，結果的に死亡する事例はでてきます。しかし，それは抗がん剤の宿命ともいうべき副作用であり，「薬害」とは言いません。もちろん，これだけ危険な薬であるというインフォームド・コンセントが不十分であったり，経過観察を怠ったりなど，個別的な事情で生じる被害例はあるかも知れませんが，われわれはそれを薬害とは呼びません。

7 イレッサ

イレッサは肺がん治療の抗がん剤で，2002年7月，承認申請から5カ月という異例のスピードで承認されました。世界で初めて，日本で承認された薬です。

結論から言ってしまうと，裁判では無罪となりましたが，私はイレッサ事件は一部の患者については，薬害であると考えています。これが薬害であるか否かは，副作用の重大性に，いつ気づいたかが一つの重要な論拠になります。

製薬企業の内部資料に類するものが手に入り，それを精査してみたところ，次のようなことがわかりました。

表1-3は，製薬企業から厚生労働省に届けられた173死亡例の投与開示時期を集計したものです。7月の発売から翌年1月までの半年間で173人のうち16名については投与時期が未記載なので，結果的に157人分のケースです。右列の項目では，社内での動きをまとめています。

2002年7月の承認から3カ月後，製薬企業は10月15日に緊急安全性情報（ドクターレター）を出しました。それから遡って9月11日，海外の事例を含め約60例が間質性肺炎様の症状で死亡しているとの情報が入り，安全性会議の場において，「決して低い発現率とは言えない」「会議などでも関連性を肯定するという前提で対策を検討する必要がある」「厚労省から指示が来る可能性があるから，添付文書を改訂しないと，回答する明確な根拠を示すのが難しい」などと話されていたことが内部文書からわかりました。つまり9月11日現在，間質性肺炎の死亡例が見過ごせないほど出てきていて，添付文書を改訂しないかぎり乗り切れないということを，内部で検討しているのです。これはドクターレターの出る1カ

表1-3 服用開始時期と製薬会社のアクション

投薬開始日	累積死亡例数	製薬企業内の動き
8月12日	21人	「なんらかの対応が必要」
8月20日	22人	「詳細調査指示」　副社長会議で
9月11日	76人	「添付文書改訂必要」　安全性会議で
9月18日	86人	添付文書改訂案作成
9月27日	105人	添付文書改訂正式決定
10月15日	145人	緊急安全性情報発出
その後死亡　服用を開始して死亡した人 12人		

月以上前のことです。この時点で認識していた危険を，すぐに厚労省に報告していれば，どれだけの患者が救えたことでしょうか。

9月11日までに投与を開始された患者は，それ以降も亡くなっていっています。しかし，もし9月11日にすぐにアクションを起こしていたら，この人達に対しても注意を喚起することができたはずです。リアルタイムではなく，何日かのずれがあったにせよ，その時点で厚労省にドクターレターを配信し，MRが現場に情報を展開していれば，亡くなる患者はもっと少なくなっていたはずです。現に，ドクターレターが発出してから12人，後に死亡した人を含めると50人にとどまっています。

イレッサ訴訟においては，ドクターレターが発出されるまでの間に，投与を開始した人が原告となっています。私は，ドクターレター発出後に服用を開始して亡くなった人については，メーカーの責任は問えないのではないかと考えます。ドクターレターが出て，これだけの騒ぎになり，その上で医者が処方しているのだとしたら，メーカーの責任というより医師の責任になるはずです。それを一緒に括って訴訟を開始したために，会社の過失は除外され，イレッサという薬品の質そのものが問われる裁判になってしまいました。結果的に東京高裁判決（2011年11月），大阪高裁判決（2012年5月）では，国と企業の責任を不問にしています。

私は，9月11日からドクターレターが出されるまでの間に重大な情報が遅れて伝えられた経緯を子細に点検していくと，イレッサ事件を薬害と言わざるを得ません。

薬に関する情報は純粋に「科学」として取り扱うべきですが，その「情報」の流れに齟齬をきたしたり，「情報」そのものにバイアスがかかったりするために，薬害が発生してきます。治験を担当する医師や製薬会社の情報には必然的にバイアスがかかりますから，それらを排除していくシステムをいかに整備・構築していくかが問われていると思います。

8 米国取材でケルシー女史から学んだこと

ソリブジンの取材をきっかけに，私は米国の治験の事情を，1カ月半くらいかけて見てきました。その際，偶然，ケルシー女史にFDA（米国食品医薬品局）で会うことができました。ケルシー女史は，今はもう亡くなられていますが，サリドマイド承認を水際で食い止めたことでたいへん有名な方です。当時の話を伺うと，サリドマイドの承認を遅らせていることに対して，メーカーや政治家から相当な圧力がかかったということです。しかし彼女は，「はっきりとした根拠はないけれど，とにかく直感的に危ないと感じたから，できるだけ遅らせたかった」と語っていました。当時で言えばFDA内では異端児的な方だったのでしょうが，その行動がサリドマイド禍から米国を救ったのです。

日本においても，私はこれまで何人か，厚生労働省の官僚の中に異端児的な方達を見てきました。一般的な役人のイメージとは異なり，制度の正義のためには，自らが不利になってもやるという姿勢に，記者達からの信頼感も厚いものがありました。

官僚というのは人がやるものですし，それが行政を動かしていきます。いろいろな薬害事件が起きるたびに，薬事行政における制度は改められてきましたが，そのかげにはこのような人達の存在もあったことを付け加えておきたいと思います。

9 医師の責任

ソリブジン事件の時も，イレッサの時も，日本医師会では当事者としての責任を否定しています。もちろん添付文書の不備があったのも事実です。とはいえ，ソリブジンの添付文書には「併用投与を避けること」とはっきり書かれています。それにもかかわらず，なぜフルオロウラシル系抗がん剤と併用するという事態が起きてしまうのでしょうか。医師や薬剤師によっては，添付文書をあまりきちんと読んでいない医療者もいます。添付文書に目を通していながら，抗がん剤とソリブジンを同じ医者が処方したケースもありました。

イレッサの添付文書にも，重大な警告の記載は4番目に書かれています。それでもなお，なぜリスクを見過ごしてしまうのでしょうか。

個別に訴えられている医者はいますが，医師の団体組織が責任を問われることはまずありません。製薬企業も，医師会や病院団体に対しては，強くものを言えない事情もあります。薬のリスクを低減していくためには，医師の団体組織としても，今後はさらに薬の副作用に対する認識を深めていく取り組みが必要とされていると言えるでしょう。

Profile

ノンフィクション作家（元 朝日新聞社会部）　**辰濃 哲郎**

1981年朝日新聞社高松支局，1984年同阪神支局，1986年大阪本社社会部，1989年東京本社社会部，1991年～1995年厚生省（当時）担当記者，2001年社会部デスク。2004年退社後，ノンフィクション作家に。

第2章 サリドマイド事件

NPO 日本慢性疾患セルフマネジメント協会 普及・広報委員　**間宮 清**

◆ はじめに

1963年，私はサリドマイドの薬害被害者として，両上肢に障害を持って生を享けました。本講では，サリドマイド事件がどのような薬害であったのか，またサリドマイド訴訟では原告と被告がどのような主張をもってやりとりがなされたのかを見ていき，それらを通して薬害を防止する視点の1つを提示できたらと思います。

1 サリドマイド事件とは

1）発売までの経緯

サリドマイドは，もとは抗てんかん薬として開発が進められたものです。しかし，てんかんには効かないことがわかり，1957年，睡眠薬・鎮静薬として，西ドイツのグリュネンタール社からConterganという名前で発売されました。

日本では1958年，大日本製薬（現在は合併して大日本住友製薬）がイソミンという商品名で，睡眠薬・鎮静薬として発売を始めました。さらに1960年，神経性胃炎の胃腸薬プロバンMにサリドマイドを配合し，販売を始めます（**図2–1**）。どちらも市販薬として，市場に出回りました。

このように一般に広く使われたサリドマイド剤の承認審査は，どのようなものだったのでしょうか。その審査の様子はのちに，「たったの1時間半」と新聞の見出しに大きく書かれ，報道されました（**図2–2**）。この日の会議は全体で1時間半でしたが，実はサリドマイドの他にもう1種類の新薬が同時に審査されていました。そのため会議の前後の議事を含めると，実際にサリドマイドの審査に費やされた時間は，およそ30分程度であっただろうと言われています。

当時の厚生省には，薬の先進国で既に売られている薬については，簡単な審査で通すという内規がありました。大日本製薬は，既に西ドイツで売られている薬である旨を付けて申請し，そのため簡単な審査で通ってしまったのです。しかし，実はこの時点で西ドイツで販売はされていませんでした。つまり，大日本製

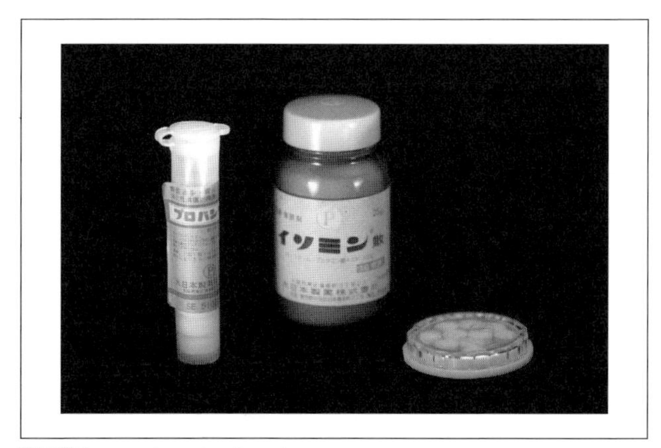

図2-1 イソミンとプロバンM

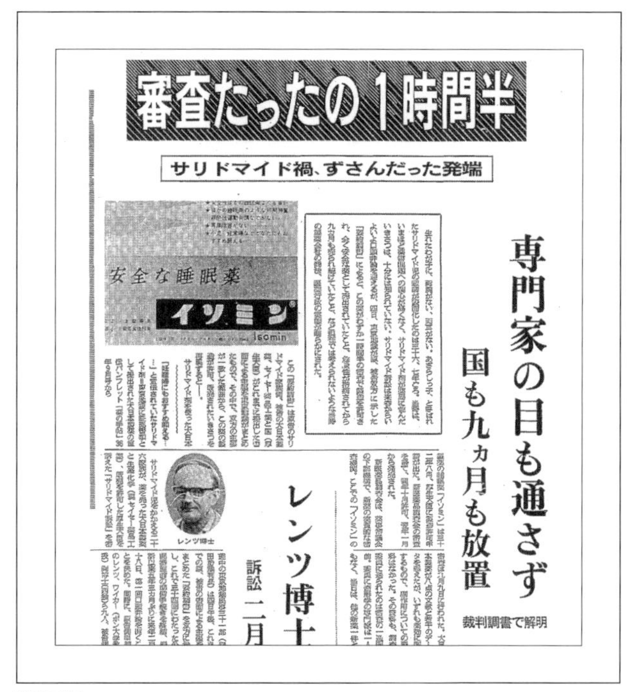

審査たったの1時間半

サリドマイド禍、ずさんだった発端

専門家の目も通さず

国も九ヵ月も放置

裁判調書で解明

安全な睡眠薬

イソミン

isomin

レンツ博士

レンツ博士

訴訟 二月

図2-2 サリドマイドの承認審査
（朝日新聞，1970年11月5日）

薬は嘘をついて申請し，国もそれをうのみにして承認を決めたのです。

2）レンツ警告と回収

サリドマイド児の父と言われるレンツ博士は小児科医であり，人類遺伝学者でもありました。当時，西ドイツの国内で奇形児の発生が多くみられ，自らが勤務する病院でも奇形児の出産が多かったため，レンツ博士は簡単なアンケート調査を行いました。妊婦が妊娠中に飲むような薬を5種類（Conterganを含む）挙げて質問したところ，Conterganを飲んだ母親の子どもはほとんどが奇形児だったのです。サリドマイドを飲んでいないか，他の薬を飲んだ，あるいはわからないとしている人からは2人しか奇形児は産まれておらず，その差は歴然としていました。レンツ博士はグリュネンタール社に，「Conterganが，今発生している奇形児と因果関係があるのではないか」と電話と手紙で伝えましたが，当初は相手にされませんでした。その後，レンツ博士は，薬の名前は伏せて，現在発生している奇形児と因果関係があり，この薬の発売期間が1カ月延びるごとに50人ないし100人の奇形児が生まれるであろうと発表しました。1961年11月20日のことです。これをマスコミが取り上げ，さらに政府も敏感に反応しました。グリュネンタール社は全製品の回収に踏み切り，レンツ博士の発表からたった9日間で回収を完了しています。

12月5日，グリュネンタール社はこのことを大日本製薬に知らせました。翌12月6日，大日本製薬と厚生省は協議をしましたが，「レンツ警告には科学的根拠がない」という結論を下しました。この判断のおかげで，結局，ヨーロッパと比べて日本では10カ月間も長くサリドマイドを販売し続け，日本で回収の発表がなされたのは1962年9月になってしまいました。その間，日本におけるサリドマイド被害者数は倍に増えていると言われています。

ところで「科学的根拠はない」というのもおかしな話です。アンケート調査は疫学調査であり，科学的根拠まではまだ調べられていませんでした。しかしレンツ警告の時点で，西ドイツでは妊娠可能な女性については絶対服用しないようにとのアナウンスがきちんとなされましたが，日本ではそのような措置が一切とられなかったのです。

2 サリドマイドの被害

1）日本での被害状況

表2-1はサリドマイド被害者の生まれた年と人数（男女別）の表です。1958年の発売から妊娠期間のタイムラグがあり，被害は1959年から発生し始めています。ピークは1962年です。1964年にもサリドマイド被害者が4名生まれているのは，回収がきちんとなされていなかったことの証明です。さらに5年後の1969年にも，1名が生まれています。これは沖縄の離島に住んでいた人の例です。当時，沖縄はアメリカの統治下でしたので，市販薬についてもアメリカで承認された薬が売られており，日本の薬がおおっぴらに売られていることはまずなかったはずですが，それがなぜか離島にまでに持ち込まれ，販売されていたのです。

2）サリドマイド被害の症状

▶曝露時期と被害

図2-3は，サリドマイド胎芽病の過敏期の児齢に対応する症状を示しています。すなわち，胎内の子どもがサリドマイドに曝露された時期と，子どもに現れた障害の一覧です。最終月経から34日目くらいから被害が出始めていますが，それ以前はどうなのでしょうか。おそらく重要な器官がつくられず，死産となって不正出血などの形でそのまま体外に排出されて，母親自身も命が一つ消えたことに気づかないうちに被害を受けていたということがあり得るのではないかと思われます。

図の下側の正常胎児の発育状況を見てみましょう。34日目の胎児の大きさは2ミリ程度で，まだ赤ちゃんのかたちをしていません。37～40日目に上肢が形成

表2-1 サリドマイド被害者の生まれた年と人数（男女別）

生年	1959	1960	1961	1962	1963	1964	1969	計
男	6	16	34	88	24	2	1	171
女	6	9	24	74	23	2	0	138
合計	12	25	58	162	47	4	1	309

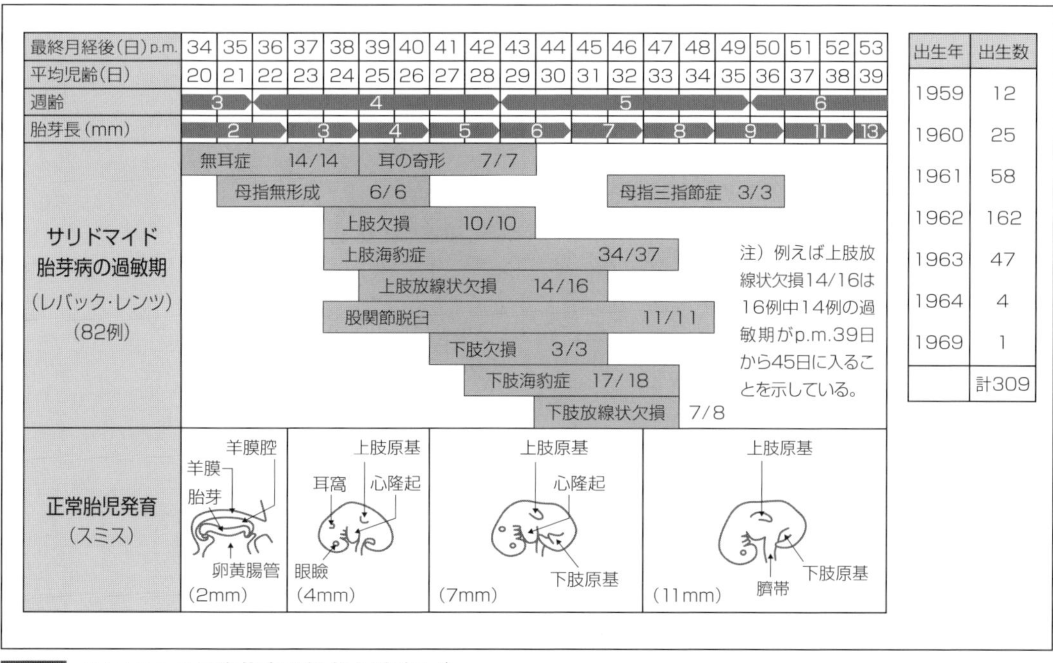

図2-3 サリドマイド胎芽病の児齢と障害[1-3]

（木田盈四郎：先天異常の医学，中公新書，1982，木田盈四郎ら：先天奇形症候群，医学書院，1996，Edited by M.KIDA：Thalidomide Embryopathy in Japan. Kodansha，1987（英文））

され始め，41～46日目，7ミリくらいになると下肢も形成され始めます。この発育の過程のどこでサリドマイドに曝露されたかで，障害される部位が変わってきます。53日目（11週）くらいまでに胎内でサリドマイドを曝露すると，何らかの障害が出るわけですが，それはまだ妊娠2カ月にもなってない時期です。当時はつわりの薬として使って被害を受けたと言われ，母親が誹りを受けるケースも多々ありました。私の母もそうですが，実際は妊娠に気づく前に薬を飲んで被害を受けたケースが多いのです。

サリドマイドの被害というと上肢ばかりが思い浮かべられるかもしれません。しかし，実は上肢にも下肢にも障害を及ぼします。ヨーロッパには上肢にも下肢にも障害があっても，車の運転をするなど元気に生活しているサリドマイド被害者がたくさんいます。しかし，日本にはたったの1人しかいません。このことは後述しますが，日本の特殊な事情によるものと考えられます。

53日目以降に飲んだ場合にはどうなるのか。おそらくどこかの器官を欠損するなどの奇形というかたちでは表れないでしょう。サリドマイドには血管新生阻害の作用があると言われており，血管が延びていく時期には阻害されますが，既に形成された血管を破壊する働きはないようです。

▶さまざまな障害

サリドマイド被害では上肢・下肢以外にも，さまざまな障害が出ます。頭部では内耳，外耳の欠損とそれに伴う難聴，いわゆる聴覚障害が出てきます。聴覚障害のある人はサリドマイド被害者のうち22％くらいいます。その人達の多くは顔面神経麻痺も併発しているため，十分な喜怒哀楽の表情がとれません。そのため聴覚障害者同士の手話などのコミュニケーションにおいて気持ちがうまく伝わらず，浮いた存在になってしまいます。

眼科的な症状もさまざまあり，その1つにワニの涙症候群があります。ある種類のワニは獲物を噛む時に涙を浮かべるそうですが，これと同じようにものを食べて咀嚼する時に涙が出てしまうものです。この症状をもつ人は，思春期のときなどは非常につらい思いをしたということです。

私の障害を，一例として以下に提示します。

- 両上肢障害：前腕短縮，内反手，拇指欠損
- 眼科的障害：デュアン症候群
- 臓器異形性：心奇形（ボタロー管開存）
- 臓器欠損　：胆のう欠損

上肢障害では，前腕短縮，内反手の他に肩や上腕の筋肉も一部欠損しており力こぶはできず，重い物は長く持っていられません。肘から手首までの前腕部にはふつうは橈骨と尺骨の2本の骨があります。私の場合は尺骨1本のみが残っている状態なので，ねじる，ひねるという動作ができません（**図2-4**）。

眼科的障害のデュアン症候群とは眼球の動きが制限され，私の場合は右目の上

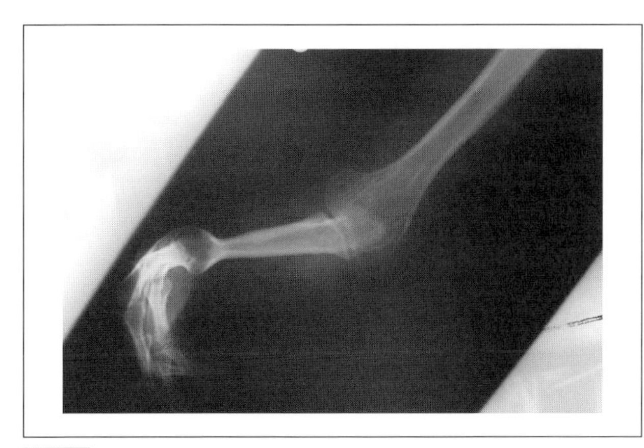

図2-4　間宮氏上腕X線写真

下動があまりうまくできません。そのため，見る角度によってはガチャ目に見えますし，眼の機能としてもよく使うほうの眼が過酷に使われて，視力が低下します。あまり使わないほうの眼も使わないことで視力が落ちて，裸眼では0.01以下の視力です。

ボタロー管とは，胎児が母親のへその緒を通して酸素を受け取るための動脈管で，ふつうは新生児として生まれてくると自然に閉じます。しかし，それが開存したままになるため血が逆流し，死ぬ可能性もあります。そのため私は，乳児期に大きな手術を受けました。

胆のう欠損もよく見られる障害の1つで，胆汁は出てもそれを溜めておく袋がない，ということです。

3　誹謗・中傷

サリドマイドの被害者は，さまざまな誹謗・中傷を受けてきました。それも身近な人からです。生まれたばかりの子どもに何か言っても仕方ないので，いちばん最初にターゲットにされるのが母親です。「うちの家系にそういう者はいない」と言われて，家を追い出されたり，離婚させられたりするケースもありました。

私には3歳上の兄がおり，同じ小学校に通っていました。私のことでいろいろ言われることがあったと思いますが，彼は家ではそのようなことを一切口にしませんでした。とはいえ，私の入院期間や裁判の間は親が出ずっぱりとなり，その間，祖母や親戚に預けられ，親の愛情を十分に注がれるべき時期に受け取ることができませんでした。そういう意味では兄弟もまたサリドマイド被害者と言えるのではないかと思います。

私自身は小学校の普通学級に入学を拒否されました。これは大人からの差別です。「ふつう，こういうお子さんは，養護学校に行くものなんですよ」と言われましたが，私の母は抵抗して，IQも問題ないし，ふだんの生活も少し手伝ってもらえれば移動などは自分でできるのに，それはおかしいとさんざん交渉をし，3月末ぎりぎりになって入学許可が下りました。

私自身は，学校でひどい苛めに遭うようなことは，ほとんどありませんでした。入学当初は，同級生も子どもですから見たままのことを言いますが，私という人間を知って以降は味方になってくれ，他の学年や他のクラスの子達が何か言ってくると，それを止めてくれたり，守ってくれる存在となりました。私自身は非常にクラスメイトに恵まれたといっても過言ではないと思います。

4 それぞれの対応

1）医師の対応

サリドマイド被害者が生まれた当時，関わった関係者にはさまざまな人がいましたが，特に医師達の対応には非常に残念なものがありました。サリドマイドは市販薬ですから，医師には服用についての責任は特にありませんが，生まれた直後の赤ちゃんを見て，親に対して「どうしますか?」と尋ねる医師が多くいたのです。つまり，こういうお子さんですから，殺しますか? という意味です。中には，「ぬれぞうきん，かぶせりゃいいんだよ」と言った医師もいたそうです。おかげで日本中でたくさんの子どもが命を奪われたのではないでしょうか。

前述のとおり，日本では上肢にも下肢にも障害がある人は1人しかいません。手にも足にも障害を持った場合，こんな子どもが生まれたことを知らせると親が悲しむだろうと親にも知らせず，闇から闇に葬られた子ども達もいたのではないかと思われます。

2）企業の対応

企業は薬を回収しない理由として，「有用な医薬品を回収すれば社会不安が生じる」ことを挙げました。戦争やパンデミックが起きれば社会不安は生じるかもしれませんが，単に市販の睡眠薬や胃薬がなくなった程度で社会不安が生じるものでしょうか。

サリドマイドを飲んでしまったある妊婦さんが企業に相談の手紙を出しました。企業からの返事は，「誰もイソミンが奇形発生の原因となるとは申しておりません」というものでした。その母親は子どもを産むわけですが，やはりサリドマイドの被害を受けた子でした。

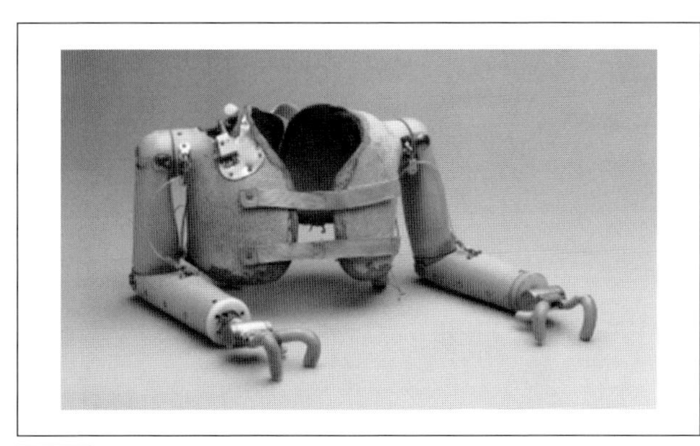

図2-5 開発された電動義手

ただ，ここで「堕ろしたほうがいいですよ」と言えばよかったのかというと，そうではないとおわかりいただけると思います。私自身，当初は7歳くらいまでしか生きられないと言われていましたが，大学を出て就職もし，結婚もし，子どもも1人もうけて，それなりに幸せに生きています。ですから，幸せや命の判断は，他人が軽々にできるものではないということだけはお伝えしたいと思います。

3）国の対応

国は10年以上もサリドマイドと奇形発生の因果関係を否定し続けました。しかも，被害児への福祉施策も何らとらないでいました。ただ，電動義手には4,500万円という予算をつけて開発させました（**図2-5**）。しかし，この義手の訓練をした子どもはたくさんいたものの，生活の中で使った子は1人もおらず，まったく役に立たないものでした。これはやはり健常者の発想で開発を進め，子ども達の真のニーズや残存機能を重視しなかった結果であると思います。

もちろん，義手を否定するつもりはありません。現在の義手の技術は非常に進んでおり，技術開発は大いにしていってほしいと願っています。ただ，開発や技術を提供する側の人達は，相手の立場に立って物事を考えて，専門家として自分の持っている技術や知識を提供していっていただきたいと思います。

5 サリドマイド裁判

1）訴訟の提訴

サリドマイド裁判は，1963年の名古屋地裁を皮切りに，全国8地裁で続々と提訴されました。本格的な集団提訴となったのは1965年11月，28家族が国と製薬会社を相手取り，6億3千万円の損害賠償請求の訴えを起こしました。東京地裁の原告は，最終的には39家族になります。親たちの目的は因果関係と責任を明確にし，謝罪をさせることでした。

最初は弁護を引き受けてくれる弁護士もいなかったのですが，やがて集まってくれる方も増え，大きな弁護団が結成されました（図2-6）。

2）原告側主張と被告側反論

原告側は，「原因と結果の高度な蓋然性があれば，因果関係は肯定される」との主張をしました。一般に妊産婦が妊娠初期にサリドマイドを服用すると，奇形児を出産するという催奇形性作用が認められます。レンツ博士と，ボン大学人類遺伝学研究所のワイカー博士の研究では，従来の奇形児には見られない四肢欠損などの奇形が確認されました。このような奇形の発生は薬の発売後に多発し，非発売国では発生しないことが明らかにされています。

これに対して被告側は，「因果関係は客観的に確立された自然法則で証明されなければならない」と反論しました。サリドマイドの催奇形性はまだ学問的に解明されていないので因果関係は否定する，というものです。レンツ博士が主張した催奇形性は判断基準があいまいであり，発売後の多発もデータ不足で統計的にもおかしい，非発売国での未発生は調査側の独断によるもの，という反論です。

これに対して原告側は，被告側の過失や未必の故意の時期を，①サリドマイド剤の発売時，②発売後，③レンツ警告後の3段階に分けて立証しようとしました。すなわち，被告の責任論です。

▶発売時の責任

原告側は，安全性確認義務違反を主張しました。薬は人体に危険性を持つ毒物であるということで，製造業者と国を含め，人体に危険な副作用を持たない安全性の確認を尽くすべき義務があり，薬の服用によって予期せぬ障害が生じた場

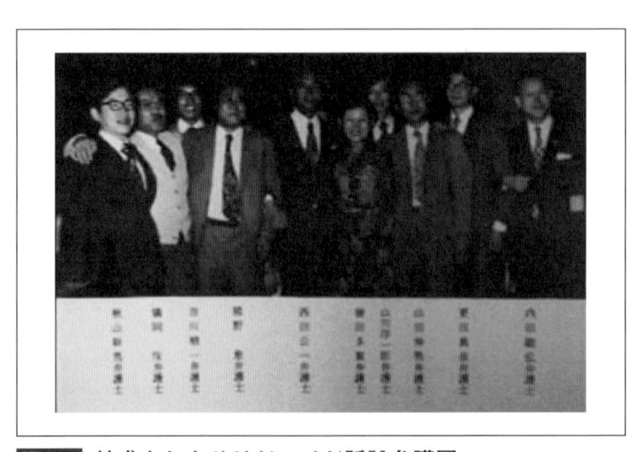

図2-6 結成されたサリドマイド訴訟弁護団

合，被告側は安全性について「世界最高の知識，技術に基づく確認を尽くしたとの立証がない限り損害賠償責任を負うべき」という考え方を示しました。

これに対して被告側は，「当時，人体に安全であると判断された薬品は妊婦に安全量用いても問題ないとされており，奇形児の出産は想像されなかった」と主張します。企業は，「妊婦，胎児に対する副作用などの調査，検討は義務付けられていなかった，動物実験はしなかったが必要十分な調査は行った」，国は「薬の危険性が全く予想されなかったので製造販売を許可した」と，全面的に反論をしました。

▶発売後の責任

発売後の過失について原告側は，「企業は妊婦や子どもに無害であると宣伝し，無差別，無限定に販売した」「国は追跡調査，監視することなく，販売を放置した」と主張しました。これは社会的義務に反する過失であるとし，企業は薬品の販売拡充員に専門家を配置せず，体内の代謝作用などについて外部の研究委託もしなかった，と訴えます。また国については，妊婦の服用に関して注意を喚起する行政措置を怠って，追跡調査，監視することなく，販売を放置した，と述べています。

これに対する反論では，企業は「使用者から妊婦を除外しないで販売したことは認めるが，妊婦，子どもに対して一般に無害であると宣伝したことはない。医師，薬局向けのパンフレットで，安全無害性を表示しただけ」，国は「追跡調査はしなかったが，会社の宣伝内容は知らなかった」として，被告側の主張を全面的に否定しています。

▶レンツ警告後の責任

原告側は「(企業は) 情報を得ていたのに，科学的根拠なしと速断し，宣伝・販売を続けた」「(国は) 許可の取り消しをせず，販売を放置した」と主張しました。1961年の12月には，西ドイツ・グリュネンタール社からレンツ警告の情報を受けていたにもかかわらず，科学的根拠なしとして企業は宣伝販売を続けました。企業は1962年9月に全面回収を決定したが，回収は不十分，不徹底で，重大な過失，未必の故意があったとの主張です。

これに対して被告側企業は「レンツ警告は科学的根拠に乏しく，すぐに回収すると国民に不安を与えるので，まず動物実験を行ったが，催奇形性作用は実証できなかった。それでも騒がれたので，出荷を停止し，回収措置を取り，ほぼ目的を達した」，また国は「催奇形性を推断する資料が認められなかったので，許可を撤回しなかった」と反論しました。

ここで，因果関係で注目された証言に，梶井正博士の証言があります。梶井博士はサリドマイド児160名を対象とした，いわゆる梶井グラフを作成しています。1962年9月から12月までの間，この調査だけでも54人の奇形児が生まれて出生はピークに達しましたが，同年9月のサリドマイド剤回収時期を境に，奇形児の発生は急減しています。もし，1961年11月のレンツ警告時に回収措置を取っていれば，日本のサリドマイド児の48％は被害を受けずに済んだと証言しました。

梶井グラフを裏付けるものとして，さまざまな証言がありました。医師の木田盈四郎博士は，「奇形児出産はサリドマイドが原因であり，遺伝的背景はない」と証言しています。

1973年，ワシントン州立大学臨床薬理学者のティエルシュ教授が鑑定人として証言をしました。教授は1947年，サリドマイドの開発以前に，アミノプリテンの催奇形性作用について研究し，1952年には実験により奇形が起きることを医学雑誌で発表しています。また，発表と同時にアミノプリテンを使った薬剤は妊婦には禁忌であるとの注意書きが付けられました。その後の研究で，約20もの新化学物質に催奇形性があることがわかり，イソミンの発売前にアメリカでは薬物の催奇形性作用が大問題になっていたこと，イソミンの関係者は科学的文献に全く無知であるということを証言して，原告側の主張する責任論は大きく前進しました。

3）和解

この和解の意味は，①被害者全員の救済，②製造販売責任の追及，③薬務行政の認可責任の追及，④恒久対策の要求，そして⑤薬害訴訟の先駆的役割を果たした，ことであると考えます。和解の確認書に盛り込まれた合意事項を**表2-2**に挙げます。

◆ おわりに

サリドマイド事件から，社会はさまざまな教訓を得ました。中でも医薬品についての教訓は，①有効性・安全性に関する医薬品承認の厳格化，②国内外からの副作用情報収集の強化，③販売中止・回収等の規制強化，④医薬品の販売規制の厳格化，などであり，これらの評価をしっかり行っていくことが重要です。

サリドマイド事件を契機に，1967年，厚生省薬務局長通知により「医薬品の製造承認等の基本方針」が制定されています。ここでは，胎児に対する影響に関

表2-2 和解の確認書に盛り込まれた合意事項

①損害賠償金の支払い：長期継続年金（60年間，任意）
②サリドマイド福祉センターの設立・運営：大日本製薬が５億円を拠出
③（国に対して）福祉施策：医療，教育，就労，補助具等の恒久対策

する動物実験法を定め，添付書類として要求しています。また，プラセボとの比較対照試験を行う客観性の高い資料を要求しています。それから前臨床試験において吸収・分布・代謝および排泄に関する資料の重要性の認識，臨床試験において吸収・排泄に関する資料の添付を要求しています。

さらに，副作用モニター制度や，企業からの副作用報告の義務づけも制度化されました。

企業のリスク最小化には，薬害教育は必要不可欠です。また，企業の存続にとっても重要であると考えます。薬害教育の目的は，①自分や家族を薬害から守ることができる，②自分自身が加害者や傍観者にならない，③薬害は他人事ではないということを伝えられる，であると考えます

最後に，「第7回薬害根絶フォーラム」で使われた，私の考えたキャッチコピーをご紹介し，終わりにしたいと思います。

「薬害の原因は薬だと，思っていませんか?」

薬が勝手に人の口に入って悪さをするわけではないし，薬自体には薬害を起こす力はありません。それでは，だれが起こすのでしょうか。

薬は人がつくり，人が売り，人が処方し，人が買って，人が飲むものです。すべてに人が関わってくるのです。その「人」が自分の果たすべき役割を果たさないために薬害を起こしてしまうのです。しかし，薬害とは人が起こすものである一方，薬害を防止し，少ない被害で食い止めることができるのも人以外にはいません。その最前線にいるのは，製薬企業であり，医療関係者です。最前線に立っていることを十分に自覚して，薬害教育を普及させることに努めていただきたいと願ってやみません。

文　献

1）木田盈四郎：先天異常の医学－遺伝病・胎児異常の理解のために―．中公新書，東京，1982.
2）木田盈四郎，吉村公一，田村健一ほか：先天奇形症候群―イラストとパソコンによる診断の手引き―．医学書院，東京，1996.
3）Kida, M. (ed.)：Thalidomide Embryopathy in Japan. Kodansya, Tokyo, 1987.

Profile

NPO 日本慢性疾患セルフマネジメント協会 普及・広報委員　間宮 清

1963年サリドマイド薬害被害により両上肢に障害を持って生まれる。多摩美術大学美術学部デザイン科卒業。NPO日本慢性疾患セルフマネジメント協会 普及・広報委員，NPO患者スピーカーバンク 研修改善チームリーダー，北里大学薬学部ほか医療系大学非常勤講師。インテリアデザイナー。

第3章 平成26年 改正薬剤師法施行による“新”薬剤師登場と薬害防止

三輪亮寿法律事務所所長 弁護士 三輪 亮寿

◆ はじめに

私はもともと製薬会社研究所に20年ほど勤務しておりましたが，その後，弁護士となり，一貫して医療・医薬品サイドの弁護活動を続けてきました。薬害事件についても過去30数年，弁護士として関わってきました。その経験から言えることは，裁判で訴えられる医療関係者は医師であり，薬剤師が訴えられることはまずあり得ないということでした。

しかし，平成26年6月12日，改正薬剤師法が施行された結果，薬剤師は「薬の専門家」から「薬の責任者」へと変わりました。この改正により，今後起こり得る薬害事件は，企業にとっても，薬剤師にとっても，大きく様相を変えることになるでしょう。この新しい法律の意味するところを考え，今後に向けた薬害防止について述べていきます。

1 改正薬剤師法の意味

1）薬剤師リポジショニングの時代が到来

日本病院薬剤師会の北田光一会長は，『ファルマシア』（2015年9月号）の巻頭言において，「薬剤師リポジショニングの時代」[1]と題したオピニオンを寄せています。ここで語られているのは，①薬に関する専門職（家ではありません：著者注）としての薬剤師が果たすべき役割と責任は増大，②薬剤師リポジショニングの時代を迎えている今が飛躍のとき，ということだと思います。

これに加えて私は，「改正薬剤師法によって薬剤師の法的位置づけが変わり，医療の現場で結果にコミットする“新”薬剤師が出現すれば，薬害防止においても極めて期待できる存在となっていくであろう」と思います。

北田会長は，「薬剤師リポジショニング」という言葉を使いましたが，以下，薬剤師の役割がどのように変わったのかを見ていきましょう。

2）結果にコミットする

この改正法において，薬剤師法第25条の2は，これまで「情報提供義務」であったものが「情報提供及び指導義務」に変更されています。改正条文は，次のとおりです。

第25条の2（情報の提供及び指導）薬剤師は，調剤した薬剤の適正な使用のため，販売又は授与の目的で調剤したときは，患者又は現にその看護に当たっている者に対し，必要な情報を提供し，及び必要な薬学的知見に基づく指導を行わなければならない。

薬剤師法改正の意味は，一言で言えば，薬剤師が「指導」によって「結果にコミットする」ことです。従来は「情報提供」までが義務でしたから，結果に関わることまで法的には求められていませんでした。すなわち，製薬企業から伝えられるさまざまな医薬品情報を，患者や看護師，医師へ情報提供することまでが，薬剤師の責任範囲でした。しかし，改正薬剤師法施行以後は，「薬学的知見に基づく指導義務」が加わったため，製薬企業から来る情報を伝えるだけでなく，薬学的知見に基づいて危ないと判断したら，薬剤師は医師を止めなければなりません。医療行為は医師が行うことですから，薬剤師自らが止めるわけにはいきませんが，危なかったら「医師に止めさせる」ことが結果にコミットすることであり，それが「薬学的知見に基づく指導」です。

では，医師を止めることができなかったらどうなるのでしょうか。医薬品による何らかの副作用被害が出て訴えられた場合，従来であれば医師だけが被告になっていました。しかし，今後は薬剤師も連帯責任で訴えられることになるでしょう。つまり，薬剤師も結果責任を負うことになったのは，裏を返せば，これからは薬剤師が薬害防止の実働戦力になったということです。

製薬企業は医療の現場に医薬品の安全情報を速やかに伝える責任がありますが，今後は薬剤師の新たな位置づけも念頭におき，情報に関わる活動を構築していく必要があるでしょう。

2 法的位置づけが変わる薬剤師と薬害防止

1）これからの薬剤師に期待される役割とは

さて，ここで改正薬剤師法施行以降の薬剤師に期待される役割を考えてみましょう。「情報提供義務」と「指導義務」の両者を比較すると，次の①～③のどれになると思われますか。

①「情報提供」>「指導」

②「情報提供」=「指導」

③「情報提供」<「指導」

①について:今後，ますます情報の一元管理は重要になってくると考えられます。特に，多剤併用の場合，安全に服薬管理をしていくには一元管理が不可欠となります。また「電子お薬手帳」の導入などでも情報提供の重要性はさらに増してきています。しかし，「指導」の位置づけが「情報提供」より軽いとしたら，今後期待される役割を果たせません。結果に至らず手段で終わるからです。

②について：改正薬剤師法施行以前における，「服薬指導」は，法律の規定する範囲外，いわば「サービス」で行っていましたが，改正以降は明文化され，不可欠な「義務」となっています。「サービス」と「法的義務」では結果に対する責任において決定的に異なります。

③について:「情報提供」にプラスして「指導」の義務を果たすことで，結果，つまりアウトカムまで関わることが可能になり，かつ義務になりました。ですから，法改正以後の薬剤師に期待される役割として，これが正解となります。

医薬品の安全性に関わる情報提供の重要性は，企業も薬剤師も十分認識していることと思います。しかし今後は，情報提供を行うだけに留まるのではなく，情報提供した結果がどうなったのか，そこまできちんと「責任」を持って関わることが「指導義務」を果たしたことになるのです。

2）情報提供の法的性格のいろいろ

製薬企業が医薬品の情報提供を行う対象は「不特定多数」であり，これは誰でもできる「非独占行為」です。それに対して薬剤師が情報提供する対象は，「調剤後の特定患者」です。しかも，調剤後の薬学的知見に基づく指導は，薬剤師の「独占業務」です。独占業務であるから，これは看護師にも医師にも行えません。それだけに薬剤師には，安全性に問題のある薬の服用を止めるというアクションを起こすことが求められています。

3 医薬品の適正使用と情報提供

1）薬剤師法改正後の役割変化

ここで，患者の服薬に関わる医師と薬剤師の役割を法改正の前後を比較しながら見ていきましょう。

まず，平成26年の薬剤師法改正以前のそれぞれの役割を見ていきます（**図3-1**）。

医師は，医薬品の有効性，安全性，品質を鑑みて適正使用を行うため，正しい処方を行います。そして，医師法第23条の定める「療養方法等指導」により，医療行為の結果まで責任をもって指導していきます。一方，薬剤師に求められていたのは，情報提供まででした。「服薬指導」は実施していたものの，サービスに過ぎず，法律上の義務はなかったので，もし何らかの安全性に問題がある事例が起きても，薬剤師は法的に責任を問われませんでした。

次に，改正薬剤師法施行後の医師と薬剤師の役割を見ていきましょう（**図3-2**）。ここでは，医師法第23条による「療養方法等指導」と，薬剤師法第25条の2による「薬学的指導」が横並びとになり，医師は正しい処方を，薬剤師は正しい調剤を行って，さらにアウトカムまで両者が責任を持って指導することになります。

図3-1，3-2の右下の部分，〔A群〕〔B群〕に分類した薬害事件の事例については，次項で見ていきます。

2）ヒヤリ・ハット事件と連用薬害事件

過去の薬害事件は，A群とB群に大きく分けられます（**図3-3**）。

B群はヒヤリ・ハット事件です。薬の用量を間違えたとか，薬自体を取り違え

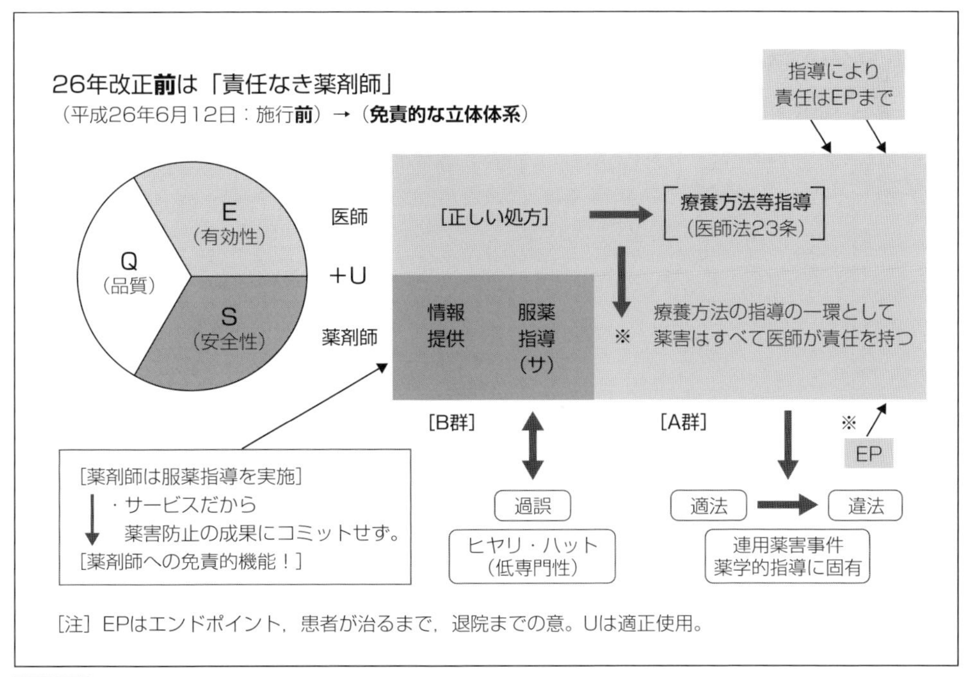

図3-1　改正薬剤師法施行以前の位置づけ

たなどの事例です。それに対してA群は，最初は「適法」で始まりますが，途中から副作用症状等が出て，それを見逃したために「違法」状態となって被害を出してしまったというような連用薬害事件です。これの防止には薬事の高度な専門性が必要となります。

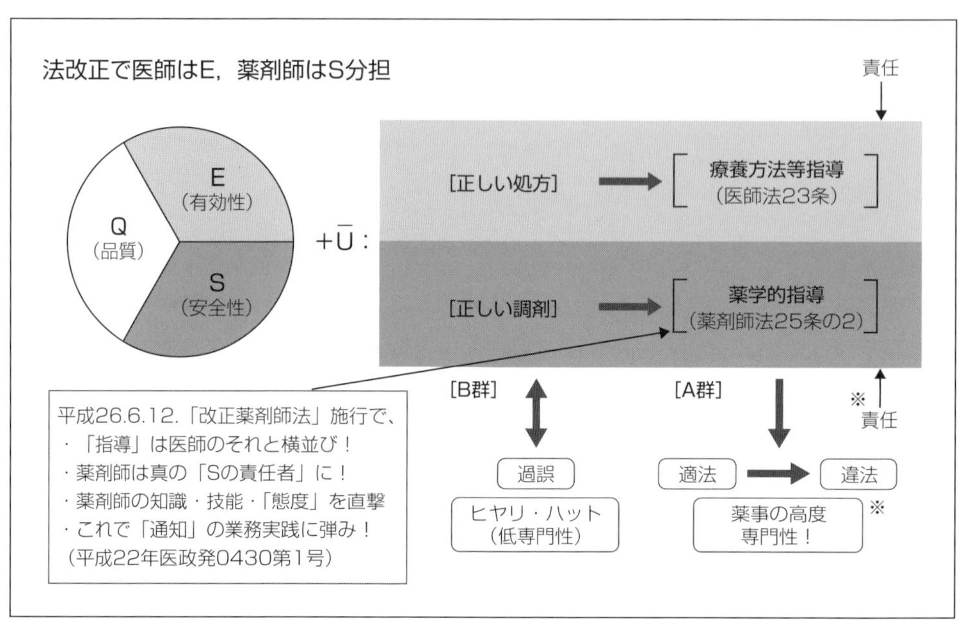

図3-2 改正薬剤師法施行以降の位置づけ

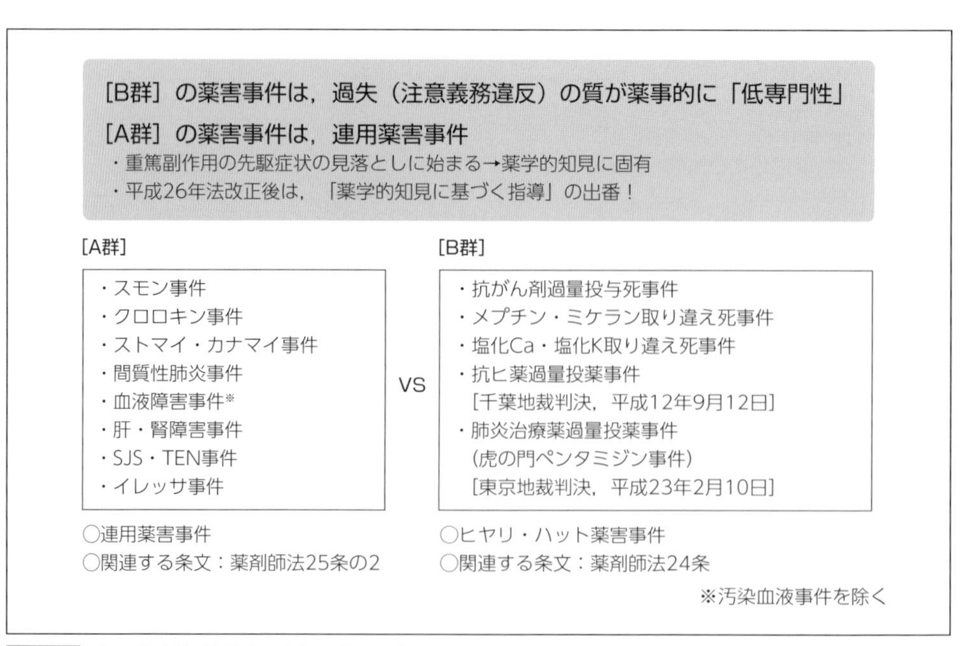

図3-3 改正薬剤師法施行以降の位置づけ

まず，B群の事例から見ていきます。ぜんそくの小児に気管支拡張剤のメプチンを与えるべきところ，気管支収縮剤のミケランを与え，取り違えで小児は病院から帰る途中で亡くなりました。専門職がこんな事をなぜ起こすのかと不思議にも思われますが，メプチンとミケランは同じ作用分野であり，同じ呼吸器系の薬であり，しかも同じMという頭文字で始まるため薬剤が隣同士に保管されていて，取り違いが起きたものです。これは交通事故や建築現場の落下事故など，どこでも起こり得る典型的なヒヤリ・ハットの事故事例です。その防止には薬剤師としての専門性を問われるというより，人間としての普通の注意力の問題です。

ここで重要な問題としたいのはA群です。こちらはいわゆる「連用薬害事件」であり，改正薬剤師法施行以降の薬剤師がコミットすべき重要な事例です。

3）事例：TEN事件

A群の事例を1例挙げます（**図3-4**）。スティーブンス・ジョンソン症候群（SJS）/中毒性表皮壊死融解症（TEN）事件は，地裁，高裁の判決では患者側の請求は棄却となりましたが，最高裁でひっくり返って差し戻しとなりました。

精神疾患の患者に対して，1986年（昭和61年）2月7日，テグレトールとフェノバールが処方されました。顔面の発赤や手足の発疹が認められたため，2つの薬剤のうち作用の強い方のテグレトールを3月20日にやめています。しかし，不穏状態の続く患者にフェノバールの投与を続けるうちにTENを発症，ついには失明に至ります。原審では，3月20日の時点でテグレトールをやめた措置を適法とし，請求を棄却しました。しかし，最高裁では判決は一転し，差し戻しとなり

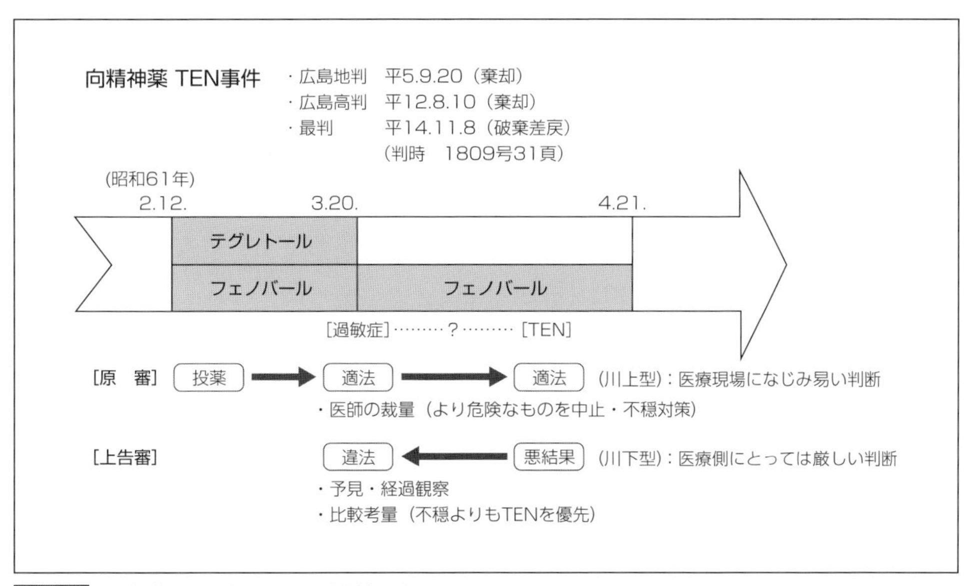

図3-4　上告審では川下からの判断がされる

ました。

最高裁の判決は，結果から遡っていく特徴があります。つまり，原因である川上から判断するのではなく，川下の結果から判断するのです。そのため，失明したという結果に対して，3月20日の時点で両剤ともやめるべきであり，違法であるということで，適法の判決は破棄，差し戻しとなったのです。

医療者に問われているのは，3月20日の時点で，両剤を中止するべきか，それとも作用の強いほうだけやめるかという難しい判断です。この時点で，TENに移行することを予見して回避するというワンランク上の医療水準を求められているのです。

この事例には薬剤師は出てきませんが，今後の薬剤師に期待される役割として，上記のような難しい判断を求められる局面で，医師と共にお互いの専門的知見を活かして話し合い，協力して危険を回避する措置を講じることです。また，企業も，川下からの判断をされることを念頭に，添付文書の書き方を含め，高い医療水準の検討に応えられる情報提供のあり方が求められるでしょう。

もう一つ重要なことは，本事件は約30年前のものであり，今日の超高齢社会化により，医療環境の変化とともに判例傾向にも変化の兆しが出てきたことです。そのことを念頭に，超高齢社会における薬害防止のあり方を考えるときなのです。

◆ 最後に

今後さらに少子高齢化は進み，ますます「チーム医療」の重要性が高まるでしょう。その中で，薬剤師が不可欠な医療職の一員となって社会の期待に応えるためには，二つのポイントがあります。

第一は，平成26年の改正薬剤師法の施行により，すべての薬剤師（従来の4年制薬学教育を受けた薬剤師も，6年制薬学教育を受けた薬剤師も同時に）が「薬の専門家」から「薬の責任者」へと変身したことを銘記することです。「薬の専門家」とは，薬のことには詳しいが責任を負わなくて済む人のことです。

第二に，従来の4年制薬学教育を受けた薬剤師と昨今の6年制薬学教育を受けた薬剤師の大きな差は，6年制では最後の2年間に薬物療法における臨床薬学能力を学んでいることです。それが，薬剤師法改正により第25条の2に「指導義務」が新設されたことで，薬剤師は法律の後押しによって臨床薬学能力を発揮するという大きなチャンスを迎えたのです。

“変化のあるときはチャンスあり！”

文　献

1）北田光一：薬剤師リポジショニングの時代．ファルマシア，51（9），2015.

Profile

三輪亮寿法律事務所所長 弁護士　**三輪 亮寿**

1955年東京大学医学部薬学科卒，その後製薬会社研究所に20年間勤務。1979年弁護士登録，主に病院側弁護士として活動。この間，1990年東京大学から薬学博士に。その後，一貫して医療・医薬品サイドで弁護士活動を行う。超高齢社会の到来に合わせ，従来のような厳格な顧問契約は結ばず，いつでも気軽に相談できる「かかりつけ弁護士」を標榜する。
日本病院薬剤師会顧問弁護士，日本在宅薬学会顧問弁護士，大分大学医学部非常勤講師，東京薬科大学非常勤講師ほか。三輪亮寿法律事務所所長。

第4章 弁護団からみたスモン事件

京都スモン訴訟弁護団 弁護士 中島 晃

1 スモン事件の経過

1）風土病と思われたスモン

スモンという病気の名前は，その臨床症状の特徴を表しています。

S：subacute 亜急性

M：myelo 脊髄

O：optico 視神経

N：neuropathy　神経症，神経障害

亜急性脊髄視神経神経症，あるいは亜急性脊髄視神経神経障害の英語の頭文字をとって，SMONと呼ばれているのです。

スモン病は，1955年頃からわが国で発生が報告されています。とりわけ発生が目立って増えてくるのは，1964年，東京オリンピックが開催された頃からです。スモン病は「戸田病」とも呼ばれていました。これはオリンピックのボートレースが開催された埼玉県戸田市周辺で，集中して発生をみたからです（**図4-1**）。また，これとは別に，岡山県の井原市でも集中発生しています。このころ，井原市では国体が開かれていました。

しかしなぜ，ボートレースの会場になった戸田市や，国体の会場となった井原市でスモンが集中的に発生したのでしょうか。

キノホルム原因説が確立している今となってみれば，その理由はすぐにわかります。当時，旅館関係者に下痢等の感染性の疾患を予防するために，整腸剤として販売されていたキノホルムが大量に配布され，それを服用するよう役所から指導されていました。旅館関係に従事する人達は，まじめにキノホルムを服用した結果，スモンの地域的な集団発生を引き起こすこととなってしまいました。

戸田市や井原市の他にも，「釧路病」と呼ばれた釧路や，徳島，大牟田でも，スモン患者の集中発生をみています。これらの集団発生の裏には，それぞれの地域で，ある特定の医療機関が，キノホルムを大量に患者さんに服用させていた事実のあったことが，後に明らかにされました。しかし当時は，「戸田病」，「釧路病」などと呼ばれ，地域の特別な風土病，奇病と思われ，世間の注目を集めていました。

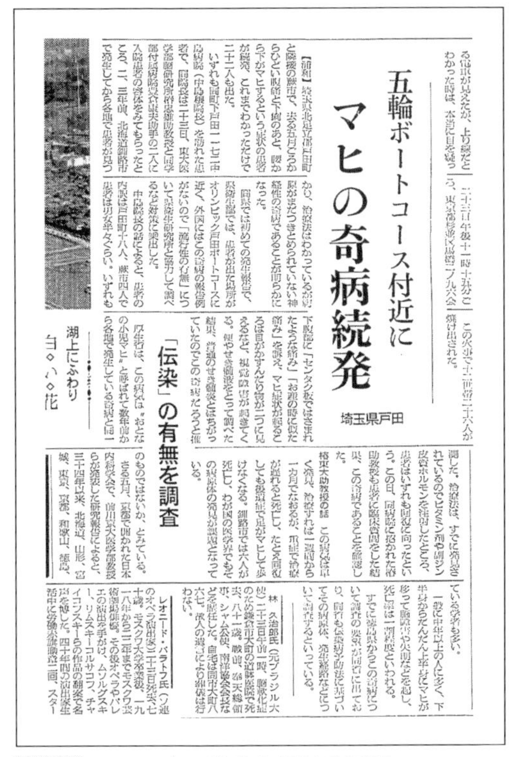

五輪ボートコース付近に
マヒの奇病続発
埼玉県戸田

「伝染」の有無を調査

図4-1 スモン病の発生を報じる新聞
（朝日新聞，1964年7月24日）

悪いことにスモンの初期症状は，下痢や腹痛から始まります。すると，実はキノホルムを飲んでスモンの初期症状が発症したのにもかかわらず，キノホルムをさらに重ねて服用する結果になってしまいました。というのも，キノホルムは下痢にも効くとされ，当時はよく投与されていたのです。そのため患者の症状はなおいっそう進展していきました。足先から痺れが始まり，症状は膝から大腿，腰，腹部，胸部へと上がっていくにしたがって，歩行障害を引き起こします。そのスモン独特の歩き方から，「大人の小児麻痺」とも言われました。最終的には眼にまで症状が及び，視力障害を起こして失明，さらには死に至ることもありました。このような症状に対する有効な治療法は，現在でもありません。

1972年の実態調査では，患者数は11,275名にのぼっています。全国では，およそ15,000人のスモン患者が発生したのではないかとみられています。

2）スモンウイルス説

発生の地域集積性や，特定の医療機関に集中して発生したことから，スモンは伝染性の疾患ではないかと疑われました。そのため，当時の研究者達は，ウイルスの検出を競って研究しました。このような状況のなか，1970年の2月，京都大学ウイルス研究所の井上幸重助教授によるスモンウイルス，いわゆる「井上ウイルス」が発見されたという報道がなされました。

スモンには有効な治療法がありませんから，多くの患者さんは身体的ダメージだけでも非常に苦しい思いをしていました。加えて，ウイルス発見の報により，世間からは「感染する病気」として見られ，社会的にも孤立していく結果となりました。親戚や知人から見舞いもされず，隔離され，孤立していくなかで，自殺者が相次ぎました。

しかし，このような社会的に甚大な影響を及ぼした，井上ウイルスなどのウイルス説は，追試によってその存在はとうとう認められず，最終的にはスモンウイルス説は否定されていきました。

3）「緑の窓口」が，スモンの原因解明に

スモン事件の経過において，原因解明はどのようにされたのでしょうか。当時，私たちは「緑の窓口」と呼んでいましたが，スモンの患者さんには，緑尿や緑舌という特徴が見られました。尿が緑色になったり，舌が緑色になったりするのです。緑尿の緑色物質を東大の田村善蔵教授のグループが解析した結果，キノホルムの鉄キレートであることが突き止められました。つまり，「緑の窓口」によって，キノホルムが原因であることに行き着いたのです。

この結果を受けて，新潟大学の椿忠雄教授らが，自らが勤務する病院のスモン患者さんのカルテを集中的に調査したところ，171例中166例，実に97%の人がキノホルムを服用しているという事実を確認しました。したがってスモンとキノホルムとは密接な関連があるということを，1970年7月，厚生省（当時）に報告します。厚生省はこれを重く見て，1970年9月初めにキノホルム剤の販売中止，使用見合わせの措置をとります。椿教授の報告から1カ月余，比較的迅速な対処でした。その結果，これ以降はスモン患者の発生がぴたりと止まりました。患者の発生は劇的に終息したのです。

4）訴訟の提起

スモンの原因はキノホルムであることが事実上，確定しました。スモンの患者さん達は，国と製薬企業3社を相手取り，東京地裁に損害賠償を求める訴訟を提起します。製薬企業3社とは，エマホルムを販売した田辺製薬，エンテロ・ヴィオフォルムを製造したチバガイギー社と，それを輸入し国内販売をした武田薬品です。

東京地裁の訴訟を皮切りに，全国で27地裁に訴訟の提起がされました。そして1978年3月，金沢地裁で原告勝訴の判決が下されます。金沢地裁の判決では，ウイルス説も一部入れられる不十分なものでしたが，その後，東京（78年7月），福岡（78年11月），広島（79年2月），札幌（79年5月），京都（79年7月），静岡（79年7月），大阪（79年7月），前橋（79年8月）の，全国の9地裁で原告勝訴の

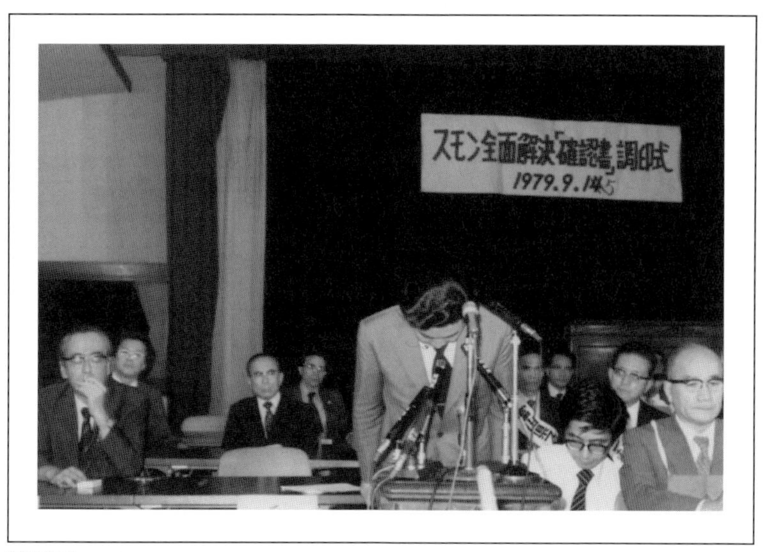

図4-2 **橋本龍太郎厚生大臣（当時）の謝罪の模様**
写真前方左から中野薬務局長，橋本厚生大臣，相馬議長

判決が下されました。その結果，スモンの原因がキノホルムであり，それを承認許可した国と製造販売した製薬企業に責任があるとされました。

1979年9月，原告患者と国・製薬企業との間で，「スモン訴訟全面解決のための確認書」が調印される展開に至りました。当時の厚生大臣だった橋本龍太郎氏が確認書に調印し謝罪しました。

2 キノホルムの歴史

1）劇薬指定とその解除

スモン患者が発生していた当時，キノホルムはいたってありふれた薬でした。整腸剤，下痢止めとして，あらゆる胃腸薬に含有されていると言われたほど一般的な薬だったわけですが，実はキノホルム開発の歴史をたどっていくと，思いもかけない事実が明らかになります。

戦前，キノホルムは外用の消毒･殺菌剤として開発されたものでした。やがて，アメーバ原虫によって引き起こされるアメーバ赤痢の特効薬として内服に転用されるという経過をたどります。とはいえ，もともとは外用の消毒・殺菌剤だったわけですから，1936年，劇薬に指定されています。したがって，むやみには処方されない，つまりは医師の処方箋がなければ投薬できない薬だったのです。

ところが，太平洋戦争が始まる前年の1940年，日本は既に中国大陸に出兵を

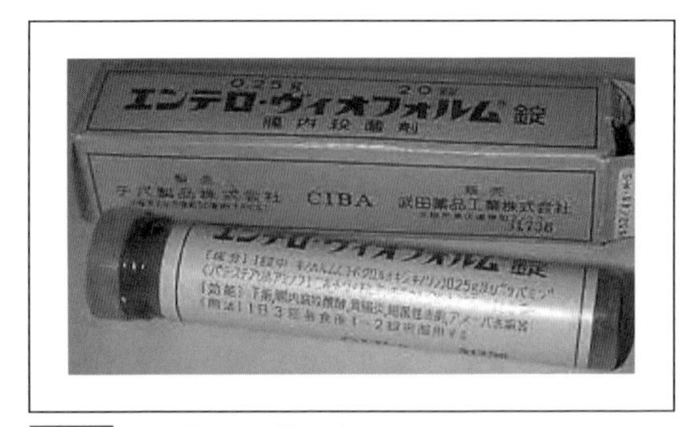

図4-3 エンテロ・ヴィオフォルム
チバガイギー社製造，武田薬品が販売（1958年）

していた時代でしたので，戦争遂行のために国産医薬品を奨励する必要が出てきて，キノホルムは劇薬指定を解除されてしまいます。併せて，「戦時薬局方」と呼ばれていた日本薬局方の改正にあたって，キノホルムは局方薬として収載されました。

戦後もキノホルムは局方薬のままでしたが，残念ながら劇薬指定はされませんでした。局方薬で劇薬指定もないことから，1956年，田辺製薬は整腸剤エマホルムという名前でキノホルムを売り出しました。さらに1958年，チバガイギー社が製造したキノホルムを武田薬品が輸入し，エンテロ・ヴィオフォルム（**図4-3**）の製品名で整腸剤として国内販売することになりました。その際，「吸収されない安全な整腸剤」として，大量に販売使用されるようになります。これが日本におけるキノホルム・スモン薬害を拡大させた，最大の要因になったのではないかと思われます。

2）忘れられた警告

先ほど述べたように，キノホルムは，戦前は劇薬に指定されていました。このほかにも，キノホルムの歴史の中ではいくつか重要な事実があります。

1935年，アルゼンチンの医師・グラヴィッツがキノホルムを服用したアメーバ症の患者2例に，神経症状が出現したという報告をしています。このことは，欧米の医師や研究者には，よく知られた事実でした。

1945年，米国の医師・デイビッドは，米国医学会雑誌に発表した論文の中で，「アメーバ赤痢の治療でキノホルムを使う場合においても，10日から2週間に使用期間を制限すべきであり，この期間，服用を続けたら，いったん2週間の休薬期間をとり，そのうえでなおアメーバ赤痢の症状が続く場合にはキノホルムを再び投与することも許される」としています。さらに，「非アメーバ性の下痢には使うべきではない」と警告しています。米国の医師にとっては，キノホルムはあくまでもアメーバ赤痢の下痢に対してのみ使用する治療薬で，しかも投薬期間は制限をすべきであることが，いわば常識となっていたのです。

一方，沖縄は1972年まで米国の施政権のもとにあったため，沖縄では米国と同じような薬の使用がなされていました。そのことが幸いして，スモンの発生は見なかったと言われています。

これらの事実がキノホルムの歴史にありましたが，なぜか日本ではすっかり忘れ去られてしまいました。

3）薬事法の改正，医薬品副作用被害救済制度の創設

1978～1979年にかけて，先に述べたように，スモン訴訟の原告側は各地裁で勝訴の判決を勝ち取りました。このとき裁判では，「キノホルムの歴史で忘れられていたいくつかの事実」を根拠に，安全な長期連用も可能として試用販売を許した国，製造販売を行った企業の責任を認め，患者側の勝訴判決となったのです。その結果として,「スモン訴訟全面解決のための確認書」が調印されましたが,内容は被害者の救済にとどまらず，同時に薬事制度の改革にまで踏み込んだものとなっており,「薬事法の改正」へとつながりました。

薬事法改正の内容は，次のとおりです。

①薬事法の目的に，医薬品の有効性・安全性の確保が明記
②承認時の有効性･有用性の審査
③医薬品の再評価
④医薬品の副作用報告制度の確立
⑤承認取消や販売停止，回収等の被害防止措置（いわゆる緊急命令）

これらの制度のうちのいくつかは，スモン事件の前に起きたサリドマイド事件の時に，その前身となる仕組みができていました。ただし，サリドマイド事件の時は法律上の制度ではなく，厚生省の行政指導として機能するものでした。スモン事件の時には法律上の制度がなかったにもかかわらず，新潟大学の椿教授が「スモンとキノホルムは密接な関連がある」と報告してから1カ月半で厚生省がキノホルムの使用停止に踏み切ったのは，その仕組みがあったからであり，サリドマイド事件における経験があったからです。

このような仕組みに法律上の制度として法的基盤を与えたのが，1979年9月の薬事法改正です。また，もう一つ特筆すべきは,「医薬品副作用被害救済制度」がこの時に創設されたことです。日本の薬事行政の中でエポックメーキングともいうべき，非常に重要な制度がこのとき創られたということができるでしょう。その意味でも，サリドマイド事件，スモン事件の果たした役割は非常に大きかったと思います。

3 スモン事件の教訓

スモン事件は「薬事法の改正」と「医薬品副作用被害救済制度の創設」において，非常に重要な役割を果たしました。ただ，それで薬害をめぐるすべての問題が解決したわけではなく，その後も残念ながら薬害事件はあとを絶たず，何度となく発生しています。私たちは，スモン事件が投げかけている意味を，真剣に学んでいく必要があると思います。スモン事件が投げかける教訓を私なりに考え，次にまとめました。

---

① （この国の）専門家（医師，薬剤師，行政担当者）たちは，なぜキノホルムに関する不都合な歴史の真実に気づかなかったのか（目をつぶったのか）。
② （この国の）専門家たちは，なぜキノホルムに関する「安全神話」（=長期連用も可能）を簡単に信じたのか（疑問をもたなかったのか）。
③ （この国の）専門家たちは，スモン事件の悲劇から何を学んだのか（何も学ばなかったのか）。
④ （この国では）被害者が痛む身体をひきずり，原因の解明と責任の追及のたたかいに取り組むことで，初めて真実が明らかになり，医療・薬事行政など制度改革が実現する。

---

①について：戦前，キノホルムが外用の消毒・殺菌剤であったことを知っていた人は何人もいたはずです。その事実に照らせば，戦後，内服薬である一般整腸剤として販売するのは妥当ではないと考えられますから，その時に専門家はきちんと発言をしておく必要があったのではないでしょうか。このことはキノホルムについてだけではなく，その後の薬害事件でも言えることです。それぞれの薬剤の固有の歴史をしっかり直視し，専門家は声を出していく必要があると思います。

②について：「キノホルムは非アメーバ赤痢に使用してはならないし，アメーバ性の下痢の場合でも投与期間の制限と，休薬期間を設ける」ことが米国の医学雑誌に発表されています[1)]。ところが，日本の医師達は，「長期連用も可能」という製薬会社の宣伝文句をそのまま信用してしまいました。

私が担当した京都スモン訴訟の判決で，1人だけ請求額全額を裁判所が認めたケースがありました。このケースは，京大病院に入院中の未成年の患者さんが，主任教授からの投与指示でキノホルムを服用していました。ところがその後，主任教授は海外出張で長期不在になります。主任教授から替わった担当医は，従前の投薬内容をそのまま続けます。患者さんのスモンの症状は次第に重篤化し，失明に至り，ついにはまったく身動きができなくなりました。判決文の前文には，

「こうした状況に対して医師が何ら疑問を持たないのはあまりにもおかしい」と書かれていました。

③について：サリドマイド，スモン，HIV，そしてそれに続く薬害事件をみていくと，非常に厳しい言い方をすれば，何も学ばなかったのではないか，ということすら思わざるを得ません。

④について：このことはすべての薬害事件に共通する教訓ではないでしょうか。今後これ以上，薬害や医薬品の副作用被害を繰り返さない企業や専門家の体制・体質をつくっていくことが，私たちに託された課題であると思います。

最後に，スモン訴訟の福岡判決で引用された被害者・原田澄子さんの歌をご紹介いたします。

こわれたる　この身が役に立つという
薬害訴え　今日もまちゆく

原田さんはこのような歌を詠み，街頭で薬害根絶を訴えました。このことに福岡スモン訴訟の判決を行った裁判官は心を動かされ，スモン患者の闘いのもつ道義性を高く評価しました。この歌が判決文の中に書かれた意味を真剣に受け止め，薬害防止に生かしていくことが重要だと思います。

文　献

1) David, N. A. : Uncontrolled use of oral amebicides, J. Amer. med. Ass, 129, 572 (1945) .

Profile

京都スモン訴訟弁護団 弁護士　**中島 晃**

1967年東北大学法学部卒。1969年弁護士登録，京都弁護士会入会。京都スモン訴訟弁護団事務局長，水俣病京都弁護団副団長，薬害ヤコブ病大津訴訟弁護団長などを務める。龍谷大学法科大学院客員教授。

第5章 法律家からみた リスク・コミュニケーション

弁護士／前・東京大学大学院医学系研究科特任教授　児玉 安司

◆ はじめに

私は企業や医療機関側の弁護士として仕事をしておりますので，本章では，その視点から述べていきます。

特殊な事件や紛争には，ADRという解決の手法があります。

日本弁護士連合会（日弁連）は，原子力発電所の事故に関する膨大な件数の紛争を，裁判外紛争解決手続（Alternative Dispute Resolution：ADR）を活用して長期間に及ぶ法廷での主張・立証の争いなく，裁判外での和解あっせんで解決しようという取り組みを進めています。また，医療事故・医事紛争に関しても，裁判外紛争解決手続（医療ADR）の取り組みを強化しています。

ADRによる早期迅速な紛争解決は，医薬品の分野で言えば「医薬品副作用被害救済制度」に類似していると思います。社会保障の範囲を少し広げつつ，企業側の何らかのコスト負担によって医薬品副作用に関するトラブルの早期迅速な解決を目指しているのが医薬品副作用被害救済であり，いくつもの裁判の教訓を経て新しい紛争解決のスタイルを築き上げてきたものであると思います。

本章では，リスク・コミュニケーションのあり方と裁判所の判断の特徴，社会的なリスクの分担に関する問題，特に確率は低いがいったん発生すると大きな損失をもたらすようなテール・リスク（Tail Risk）への対応を検討し，さらに一歩踏み込んだところで，専門家と一般人が向き合う時に必ず発生するエージェンシー（Agency）問題について説明したいと思います。

1 リスク・コミュニケーションと裁判所の判断

抗がん剤を例に取り，安全性について考えてみましょう。効果のある抗がん剤には，必ず副作用があります。抗がん剤の作用そのものが細胞に対する厳しい侵襲となるので，副作用は不可避です。安全性を極限まで追求して絶対に安全な薬，副作用ゼロの薬を作ったとすると，それは作用のない薬となってしまいます。「安全カミソリ」の安全性をどんどん高めていって，「絶対安全カミソリ」を作ろうとすると，絶対に切れないカミソリを作るしかなくなってしまう，ということがありえます。切れるカミソリは，何らかの危険を伴うものです。作用と副作用，機能と安全性のバランスをとることが重要であり，安全な使い方を模索していくことが重要です。専門家は，このことをきちんと一般社会と共有していく必要があります。この共有のプロセスがリスク・コミュニケーションです。

では，抗がん剤が薬害訴訟となった時，裁判所の判断はどのような特徴を持ち，どのような社会的役割を果たすのでしょうか。被害者が原告となり，製薬企業が被告となって，厳しい主張立証の対立，攻撃防御の果てに，裁判所の判断が出されるわけですが，被害の事実が主張される中で，医薬品のリスクとベネフィットについてバランスのよい判断を下すのは，誰にとっても難しいところです。裁判所が中立公正な判断を行うとしても，その判断は裁判のルールの中での限られた射程を持つものであることに留意する必要があります。

1）リスク・コミュニケーションとは

カタカナのままで使われている言葉には，もともとその言葉が発生してきた海外での文脈と離れて，日本独自の発展を遂げているものが多くありますが，リスク・コミュニケーションという言葉は，今，日本でどのような意味で使われているのでしょうか。大阪薬科大学の政田幹夫学長は，リスク・コミュニケーションについて次のように記述しています。

①利害関係者間の情報の共有，情報及び意見の相互交換，
②相互に考え，信頼関係を熟成することによって，
③社会的な合意形成の道筋を作り，国民の健康や環境の保護などを実現するために，単に事故の後始末をするのではなく，可能な限り事故を未然に防ぎ，リスクを最小限にすることであるらしい

最後の「あるらしい」というニュアンスを私なりに忖度し，リスク・コミュニケーションの重要な要素をまとめると，「情報共有」「信頼関係」「合意形成」であると考えます。

リスク・コミュニケーションにおいて，情報共有や意見の交換はもちろん大事です。ただ，それに真摯に取り組んでいても，事故が起きることがあります。そして社会的な注目を集める裁判になり，企業は厳しい社会的批判にさらされます。ただ，社会的な批判がより強くなっていくのは，情報提供のフェアネスが欠けていた，つまり情報を隠したり，ごまかしたりしたというような事例です。紛争に至った段階においても，リスク・コミュニケーションの本質としてフェアな情報共有と社会との信頼関係がきわめて重要であることがわかります。

現在，販売されている医薬品の中で，リスクのないものはありません。さまざまな形のリスクが添付文書に書かれており，医療現場からは「添付文書にリスク

を書いておくことで，製薬企業は医療現場に責任転嫁をしているのではないか」というぼやきさえ聞かれることもあります。そこで，retrospective（後向き）に責任追及をして後始末をするのではなくprospective（前向き）に未来につなげる取り組みとはいったい何なのか，その取り組みの中で裁判所はどんな役割を果たしているのかを考えてみたいと思います。

2）繰り返される薬害と社会的な痛み

世の中に役立つ薬を送りだそうとする時，製薬企業が中心となって，アカデミアや医療現場，行政それぞれのステークホルダーともさまざまなかたちで情報交換を緊密に行い，良い薬ができればという一心でコミュニケーションを積み重ねています。

ところが，事故はこのコミュニケーションの枠の外で，医療者と患者の間で発生します。薬害として紛争化するとさまざまなかたちで報じられ，何らかの反倫理的・不道徳な行動，あるいはプロフェッショナルとしての義務に反した行動があったのではないかという憶測や批判がメディアに溢れ，やがて裁判所に訴訟が提起されます。このようなプロセスをたどる薬害事件が，過去に何度も起きてきたわけです。

リスク・コミュニケーションの観点から見て，製薬企業・アカデミア・医療現場，行政の関係当事者間で事前にはさまざまな情報共有がなされていたはずなのに，なぜこのようなことが起こるのでしょうか。製薬企業と行政，製薬企業と医師・薬剤師との間にはきわめて緊密なコミュニケーションがありますが，実は製薬企業とエンドユーザーである国民・患者との間のコミュニケーションは希薄であることが多いのです。

このような状況下，いったん問題が起き始めた時に，初動から適切な対応を取ることは難しく，メディアでは批判の爆発が起こり，裁判が提起され，メーカー側は被告として裁かれるといったプロセスをたどることになります。被害を受けた患者さんの痛みが大きいのはもちろんのこと，メーカーにとっても多くの痛みと損失を被ることになります。このような社会的なプロセスを，より生産的な，副作用が大きすぎないプロセスとして制御していくためには，どのような取り組みがなされるべきなのでしょうか。

3）裁判所の判断の特徴

まず，プロセス全体を事故発生前と事故発生後に分けると，事故発生前の何も起こっていない段階では，行政，メーカーなどのプロフェッショナルやアカデミアが，リスクとベネフィットのバランスを手探りをするように見つけていきます。ところが裁判所の判断は，いったん事故が起こり，メディアが重大問題として取り上げた事故発生後に行われます。ここで裁判所は，非常に特徴のある判断

表5-1 裁判所の判断の特徴

• 結果が発生してからの判断 その時点で何ができたかを見ようとする Hindsight bias（後知恵バイアス）は不可避 • 専門家の判断に左右される 事前に何が書かれたか 事後に何が書かれたか • 世論は「書証」を通じて裁判所の見解に影響 記事から論文まで

の仕方をします（**表5-1**）。

裁判所は，事後発生後のその時点において，事前に何かできる方策はなかったかと考えますが，ここではhindsight biasが不可避のものとなります。Hindsight biasは，後知恵バイアスと呼ばれています。これについては心理学の学術論文がいくつも出されています。ビンセント，C.はその著書 “Patient Safety”（Charles Vincent, 2010）の中で「結果が発生してから専門家が全プロセスを見ると，どうして気づかなかったか不思議に思う」と述べ，心理学的なバイアスがかかることを説明しています。結果から見れば，どうしてこんなことに気づかなかったのかと思うようなことに対して，刑事制裁を加えたり，場合によって巨額の民事賠償を課したりするわけですから，裁判所で専門家は常にhindsight biasと戦うことになります（制裁のための民事賠償punitive damagesは，米国ではしばしば使われる制度ですが，それに比べて日本の裁判所は懲罰賠償を認めていません）。

もう1つのポイントは，裁判所は専門家の意見に強く依存しているということです。裁判所は自ら医薬に関する知識を有しているわけではないため，提出された証拠を見て判断をしていきます。事前に書かれた論文や記事，事後に書かれた論文や記事など，さまざまな書類が書証として採用されます。そのため，専門家の判断に常に左右されます。この時，日本とドイツの制度では，書証の提出についての制限が少なく，紙に書かれた論文等は何でも証拠として採用されるのが原則です（日本やドイツと比較すると，アメリカは，紙で書かれた証拠よりも法廷での主尋問・反対尋問に依存する程度が高いのですが，これは証拠法のルールの違いに由来するものです）。

4）裁判の争点と過失の認定

過失の認定は，①予見の可能性，②回避可能性，の2つで行われ，これらがいつも争点になります（**表5-2**）。

事前にデータを見て，事故が起こることを予見できたかどうか。また，結果を回避するのに何かを怠ったり忘れたりしたのか。ニューヨーク州法は，結果の回避の可能性の立証に関して，事後のimprovement（事後に改善したこと）を証拠にすることを禁止しています。事故が起きて早期から再発防止対策をとると，

表5-2 過失の認定

①予見可能性	事前に結果が予見できたかどうか 事前に重視しなかったデータでも，結果が発生してから遡ってみると…
②回避可能性	事前に結果が回避できたかどうか 事後に行われた再発防止策を結果が発生する前に最初からやっていれば…

その再発防止策を証拠として提出されて，事前にやっておけば結果を回避できたという結果回避可能性の証拠に使われるという不合理が生じます。もし，改善策を証拠にすることになると，より早く，より広範囲に再発防止策を実施した者が，より厳しくより広範囲に制裁を受けることになってしまいます。改善策，再発防止策を全般的に裁判の証拠にしないという一見大胆な考え方も，早期の再発防止を不利に取り扱わないという合理性を持っています。

【事例】タイタニック号

過失の認定には，さまざまなところで予見可能性と回避可能性という言葉が出てきますが，ここではタイタニック号の事件を例に取り，話を整理します。

タイタニック号は氷山にぶつかって沈みました。事故にいちばん近い時点から過失の認定を探していく――このような考え方を裁判所では「直近過失」と呼びます。タイタニック号に関する損害賠償訴訟では，「氷山が見えてから土壇場の対応に過失があった」という主張が出てきました。いざ，氷山が見えた瞬間に，タイタニック号は，「面舵一杯！」という船長の指示で舵を切りました。同時に氷山が時々刻々と接近してくるので，「全速後進」の指示を出します。船にはブレーキがついていないため，スクリューを逆回しにして後進することでスピードを落とします。船長は，これを同時に指示したのです。ところが船の舵は加速するほどよく効き，急ターンできます。逆に減速するほど急角度での旋回ができなくなります。タイタニック号では「面舵一杯」と「全速後進」を同時に行ったことによって鋭角に曲がることができず，ずるずると氷山に接近していってぶつかることになりました。そのため，最後の船長の指示が常識的な急角度旋回をすることに強く違反していたという主張が，訴訟で出されました。それに対する専門家からの反論もあり，数多くの主張と反論が出されました。

さらに「直近過失」の時点より遡り，氷山をもっと早く発見するための見張りが不十分だったのではないかという主張も出されました。当時はレーダーがありませんから，見張りが不十分だと気がつくタイミングが遅れてしまうのです。

それからさらに遡り，そもそも氷山が流れ出てくるような危ない海域に行くべきでないという主張も出されました。これは薬で言えば，副作用のある薬を作るべきでないという主張と少し似ています。あるいは，そのような危ないゾーンに行くのなら，乗客に十分な説明を尽くすべきではないか――言わば説明義務違反に近いような主張も出てきたようです。

こうして時系列で遡って見ていくと，確かに予見可能性がどの時点でも多少あります。また，回避可能性も多少あります。しかし，どこまでが義務なのか，どこからが義務違反と言えるのかが常に問われてくるのです。

5）飛躍のある裁判所の判断

一連のプロセスの中で，裁判所の判断を予見可能性と回避可能性について見ていきましょう。事実認定を積み重ねて論議をしますが，「あるべき義務を尽くさない義務違反だった」のか,「義務違反とまでは言えないやむを得ない」ことであったのか，境目は常に曖昧かつ微妙であり，事実認定から直ちに結論を導くことはできず，何らかの価値判断が含まれています。価値判断は，事実からの論理必然ではなく，どこかで論理的に飛躍する部分が必ずでてきます。また，さまざまな証明を積み重ねていくわけですが，どこかで当事者の説得に転化する部分があり，その部分は科学的実証ではありません。結局，裁判というものは，すべて科学的な実証に尽きるものではなく，最後の最後，義務があったかどうか，過失があったかどうか，というような判断を下すときには，価値判断によって判決が左右される場面が登場します。

次に医療事故の中でも多くの医療機関が経験している誤注射の事例を見てみましょう。

看護師や若い医師が誤って外用薬などを静脈注射するという事故事例がたびたび起きています。本来は経鼻ルートで投与しなければならない内服剤も，消毒剤も，外用薬も，病院内のありとあらゆる液体が静注され，それによって失われた命がいくつもあります。

予見可能性，回避可能性という点から見ると，誤注射などの単純ミス事案の過失認定は容易です。ミスをした看護師や若い医師の刑事責任を問われることもあり，刑事処罰に引き続いて免許停止の行政処分が行われたこともあります。裁判所が判断をする時には，結果に対し時間的に最も近いところの過失，すなわち直近過失を問題にしますから，ほとんどの場合は最終行為者の過失だけが問題になります。抗がん剤の誤注射が繰り返された場合などには，上司の刑事責任まで追及された事例もありましたが，いずれにしても，組織の中のだれか個人の不注意が原因であるという前提に立って，最終行為者を処罰・処分し，組織や個人が民事の損害賠償責任を負うことで法的制裁は尽きてしまいます。ただ，そういう法的制裁が，本当の意味で再発防止につながっているのかどうかを考えてみる必要があります。

事故事例が累積していくうちに，大部分が同じルートを通って誤って静脈注射されていることに気がつきます。針を付けて静脈注射するのだったら，直接患者に針を刺しますから，「これはおかしい！」と気づくチャンスが増えるはずです。

しかし，実際に起こったたくさんの医療事故では，静脈に留置されたラインの三方活栓を通じて，病院にあるあらゆる液体が静脈に注射されていたのです。では，なぜ注射器経由で，あらゆる液体が静脈に入れられたのでしょうか。その理由は，病院にあるもので最も使われていて，密閉性があり，運搬がしやすく，サイズが多様，単価がきわめて安い――このような器具は注射器しかなかったのです。つまり問題の根幹には，予見可能性，回避可能性ではなく，注射してはいけない薬剤，注射すると人が即死する液体を常に病棟では注射器で運んでいたことに原因があったのです。

それならば，うっかり繋げようとしても繋がらない，フールプルーフ（fool proof）の注射器を作ればいいではないか――これはある意味コロンブスの卵で，NGチューブ（経鼻胃管チューブ）のサイズと三方活栓のサイズを変え，静脈注射のラインに繋げられないサイズの注射器を開発すればいい，ということになりました。

ただ，当初はなかなか普及しなかったために単価が高く，経済効率に合わなかったのですが，その後，価格がどんどん下がり，今やこの誤注射の事例を医療関係者に示す必要がないくらい，普通に使われるようになりました。

予見可能性と回避可能性を判断するために裁判所は真剣に考え，予見可能性，回避可能性について審議しますが，多数の事案を見て初めて気づく根本原因（root cause）もあります。だれかが注意義務を怠ったという仮説で問い詰めていくと，だれが扱っても事故が起こらないようにするというフールプルーフの視点は，見落とされます。

医療従事者の立場から見ると，現場の最終行為者の不注意ばかりに着目する過酷な判決によって，看護師や若い研修医の将来を絶つような判例が多数ありました。ただ，その結果，医療界では防止対策を真剣に考え，裁判所の判決内容とは無関係のところで事故防止対策のシステムが導入され，注射器の新たなマーケットができました。

裁判が起爆剤となって，本当の事故防止対策への取り組みを用意していったようにも見えます。ただ，それは裁判所の判決文の論理を追っていくだけでは到達できるものではなく，その後，マーケットの反応が重要な役割を果たしているということです。

かつて，裁判を通じて被害者救済に向けた社会運動が大きな起爆力をもって社会を変えていった時代がありました。現在は，どちらかと言うと，第三者委員会や第三者評価を介して，裁判外紛争解決（ADR）で穏やかな解決を図っていく時代になってきており，きちんとしたチェック機構を働かせていくためには，企業のコーポレート・ガバナンスやコンプライアンスを強化していかなければならないでしょう。

2 テール・リスク

1）テール・リスクとミス・プライス

薬害であれ，原発事故であれ，医療事故であれ，確率分布の裾野にあって，確率はきわめて小さいものの，いったん起こると大きな損失になる――こういうものをテール・リスク（tail risk）と呼びます。

法と経済学の立場からは，「テール・リスクや災害の問題はミス・プライスである」という1つのとらえ方ができます。ミス・プライスとは，稀に起こる損失分の価格を無視して価格設定をしていることです。原発事故や手術の合併症のように，ある程度の確率で生じてしまう望ましくない結果については，その補償費用を価格に初めから織り込んでおかなければいけないのに，価格に織り込むことが忘れられているのです。

2）重大な合併症は0.1%の確率

では，どうして価格に織り込むことを忘れてしまうのでしょうか。医療おいては，しばしばミス・プライスの問題が生じています。例えば，手術や救急などさまざまな医療場面で，0.1%の確率で命に関わる重大な合併症が生じるという説明を医師から受けたとします。これは，危ないのでしょうか，危なくないのでしょうか。0.1%の危なさは，なかなか直感的には実感しにくいものです。そこで直感的に理解するために，飛行機事故について考えてみましょう。たとえば東京国際空港の年間発着数は38万回を超えています。0.1%の確率で命に関わる事故が起こると，年間380回以上重大事故が起こることになります。ほぼ毎日1機の飛行機事故が起きる状態が，0.1%の確率です。つまり，0.1%は「ものすごく危ない」のです。0.1%というのは飛行機に乗るリスクではなく，宇宙飛行士のリスクです。

医療は，ふつうのサービス業では絶対に許されないような水準のリスクがまかり通っている産業であるように思います。医療現場には0.1%どころか，1%，10%，数10%の重大リスクが満ちあふれています。はたしてこのようなリスクに，最終的にどう対応するつもりで医療者は指示を出し，どのように患者とコミュニケーションをとって伝え，どの程度の補償コストを用意し，どのようなプロセスでのリスクの処理を想定しているのでしょうか。リスクに備える考えが足らない分だけ，さまざまなトラブルの回避策が弱くなります。

医療の不安定性という，医療サイドの問題がある一方，医療であるからこそ「0.1%という確率は危なくない」と患者が思い込んでしまうような安全神話があると思います。

3）テール・リスクへの対応

テール・リスクへの対応は，実はコミュニケーションの質に左右されます。リスクを断片的な数字で伝えるのではなく，直感的な理解と納得を促すようなコミュニケーションが必要です。それは広く公教育でもっと指導していく必要がありますし，医療機関や公的機関における相談・支援の場でも，コミュニケーションの質を保証する仕組み作りをしていくことが大事であると考えます。

ミス・プライスの問題では，どの範囲の賠償・補償コストを，どのように政策に織り込んでいくかが問われています。たとえば医薬品の世界では，医薬品副作用被害救済制度や治験保険，予防接種保険など，被害救済制度によるリスクの社会化を図り，さまざまなミス・プライスの問題に対応をしようとしています。

3 エージェンシー理論

専門家と素人が向き合うと，常に専門家の側には情報がたくさんあり，素人の側には情報が少ないという，情報の非対称性が生じます。一方で，専門家の裁量に委ねられた行為には，結果に不確実性があります。患者さんを治療するための医薬品の効果は，結果が不確実なものの典型です。

情報が非対称であり，かつ結果が不確実である場面で，専門家と素人が向き合う時の状況を説明しようとする理論が，Principal-Agent理論（エージェンシー理論）です（**表5-3**）。

情報は本来の主人（Principal）であるはずの患者・国民の側には少なくて，Agent（専門家）であるはずのプロフェッショナルの側に多くあります。結果は不確実ですが，損害は常にPrincipalである患者・国民の側に生じ，エージェントの側にはあまり生じません。このようなPrincipal-Agentの関係は，たとえば

表5-3 Principal-Agent理論

情報格差がある	情報：P ＜ A
結果の不確実性	損害：P ＞ A

P－A
株　主－取締役 投資家－金融業 政治家－官　僚 顧　客－専門家 医　師－製薬企業 患　者－医　師 etc.

取締役と株主，金融事業者と投資家，官僚と政治家，専門家と顧客，製薬企業と医師，医師と患者などで，「専門家」と「実際には情報を持っていない人」が向き合っている場面ではたくさん生じます。

このような場面をどう制御していったら良いかということが，実は薬害におけるレギュラトリー・サイエンスの根幹にあります。発生した損害をどのように社会化するのか，そして情報共有を事前に，事後に，どのように進めていくのかが重要です。専門家をチェックするためには第三者的な立場でモニタリングをする専門家が必要であり，そのためには「モニタリング・コスト」がかかります。また，モニタリングの結果をPrincipalと共有するための「情報生産コスト」も必要になります。

Profile

弁護士／前・東京大学大学院医学系研究科特任教授　**児玉 安司**

1983年東京大学法学部卒。1991年新潟大学医学部卒，医師国家試験合格。1994年第二東京弁護士会登録。1995年シカゴ大学ロースクール修士課程修了。1996年米国ニューヨーク州司法試験合格，2004年医師博士号取得（新潟大学）。一般社団法人日本病院会 医療安全対策委員会委員／倫理委員会特別委員，公益財団法人日本医療機能評価機構 評価委員会委員／産科医療補償制度調整委員会委員 等。東京大学大学院医学系研究科特任教授（〜2015年10月）。東海大学医学部客員教授。

第6章 薬害エイズ

全国薬害被害者団体連絡協議会 代表世話人 大阪HIV薬害訴訟原告団 代表
特定非営利活動法人 ネットワーク医療と人権 理事 花井 十伍

◆ はじめに

1980年代初頭，米国でアウトブレイクしたHIV/AIDS（後天性免疫不全症候群）――それがほどなく日本では，薬害エイズというかたちで現れます。では，薬害エイズとは何だったのでしょうか。

結論から言うと，薬害エイズは，肝炎（HCVやHBV）と同様に血液でのウイルス伝播です。血友病患者をはじめ，日本の血液製剤使用集団がHIVに感染した一連の事件を「薬害エイズ」と呼んでいます。

1 血友病とHIV感染

1）血友病患者の生命予後

日本でもっとも初期のHIV感染集団は，血友病患者でした。血友病患者は治療のため血液製剤を使っていました。血友病の治療以外にも血液製剤が使われる場面がありました。たとえばいちばん多く使用されていたのが，アルブミン製剤や免疫グロブリン製剤です。しかしアルブミン製剤は加熱などの処理がされていたので，結果として血友病患者が使っている血液製剤だけにウイルスが元気なまま入っており，他の製剤には壊れた断片が入っている状態でした。つまり，感染力のあるウイルスが混入していたのは血友病患者の使用する血液製剤だけだったのです。

血友病は，男子5000人～1万人出生に対し，1人生まれてくる遺伝性疾患です（X染色体連鎖劣勢遺伝，きわめて稀に女性も発現）。出血を止める際に必要な血液凝固因子が先天的に欠乏しており，肝臓移植を行う以外，未だ完治する治療法はありません。一般的には補充療法といって，外から血液製剤を補う治療を行っています。

かつては，血友病の生命予後はきわめて短く，1960年代では10歳台でした。**図6-1**でわかるように，1970年代当時，高齢者はあまりおらず，30歳まで生きることがたいへんな時代でした。

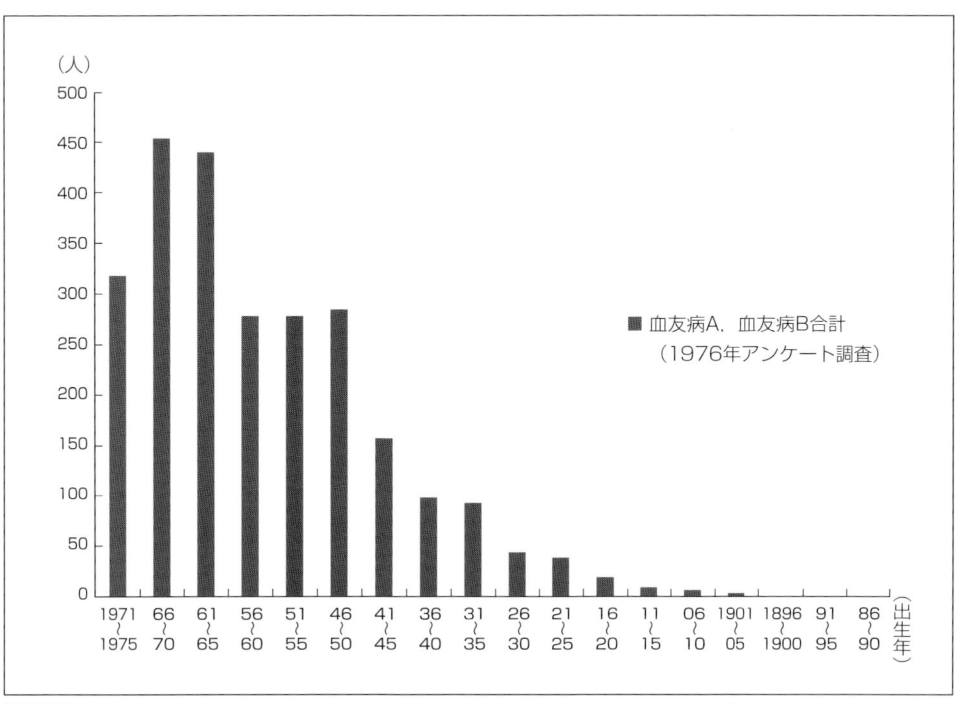

図6-1 1975年ごろの血友病患者出生年別患者数（1976年，吉田邦男ら）

2）補充療法と生命予後の変化

補充療法とは，血液凝固因子を輸血等によって補充する方法です。当時，使用されていたのは，いわゆる現在の血液製剤ではありません。

200ccの全血を輸血すると，およそ100単位*分の凝固因子が補充されます。しかし，重篤な状態で命を救う場合には，3,000単位くらいの補充が必要になりますから，全血の輸血では不可能です。しかも当時は「輸血はぜいたく」という状況でしたので，痛さをがまんして冷やすといったことが，私達の子どものころの対症療法でした。

ところが，現在はまったく様相が変わっています。**図6-2**の**a**は2008年の血友病患者の年齢別患者数のデータをグラフ化したものです。**図6-2**の**b**は，2009年のわが国の全男子の年齢構成です。2つを見比べると，グラフの左半分が同じような形になっていることがわかると思いますが，1970年代以降になると血友病患者でも生き残る人が増えているのです。**図6-2**の**a**の55歳あたりでグラフが少し凹んでいるのは，ウイルス感染による影響です。また，薄いグレーの部分はHIV陽性群ですが，血液製剤の進歩のおかげで，重篤な障害を持ちながらも生き残っている人が少しは増えている状況です。

1990年代出生以降はウイルス感染もほとんど見られず，凝固因子製剤を定期

＊正常人の血漿1mL中の凝固因子の平均を1単位

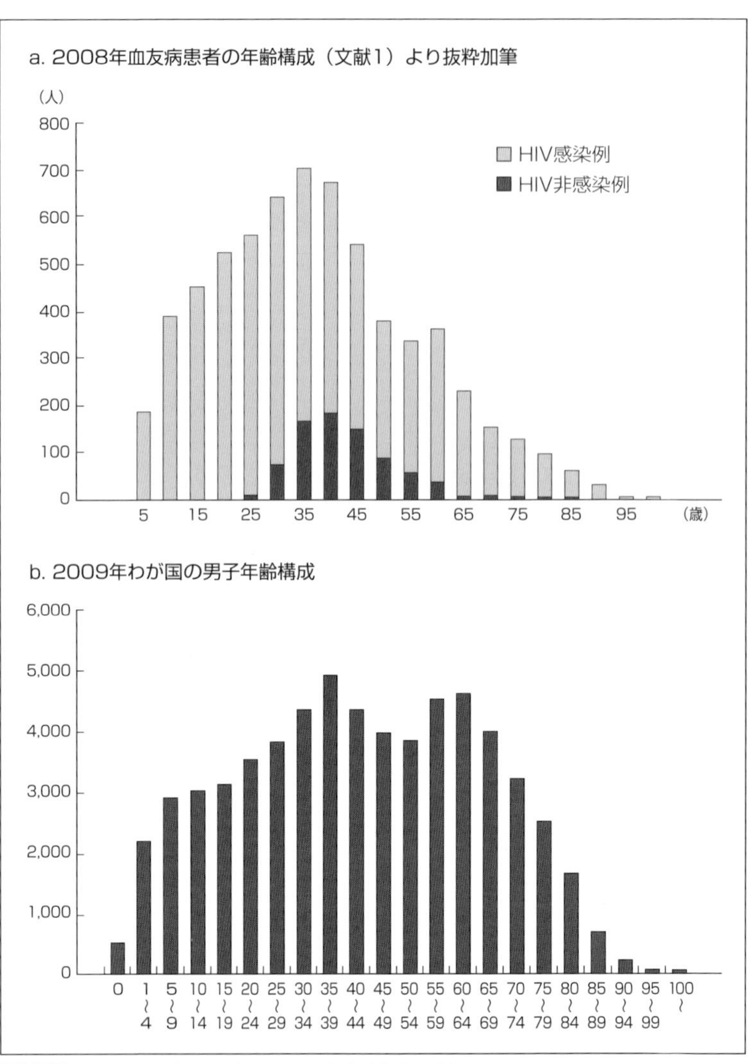

図6-2 血友病患者と一般男子の年齢構成比較

投与している状態ですから，元気いっぱいです。2015年には甲子園児のピッチャーで血友病患者がいたことが話題に上りました。このように血友病患者の生命予後は，世代によって全く違う様相を呈します。

2 HIV感染と医薬品

1）HIVとAIDS発症の機序

図6-3はHIV感染からAIDSを発症するまでの経過を示すグラフです。急性感染期にインフルエンザ様の症状が出ますが，ここでHIV感染に気づかず「風邪

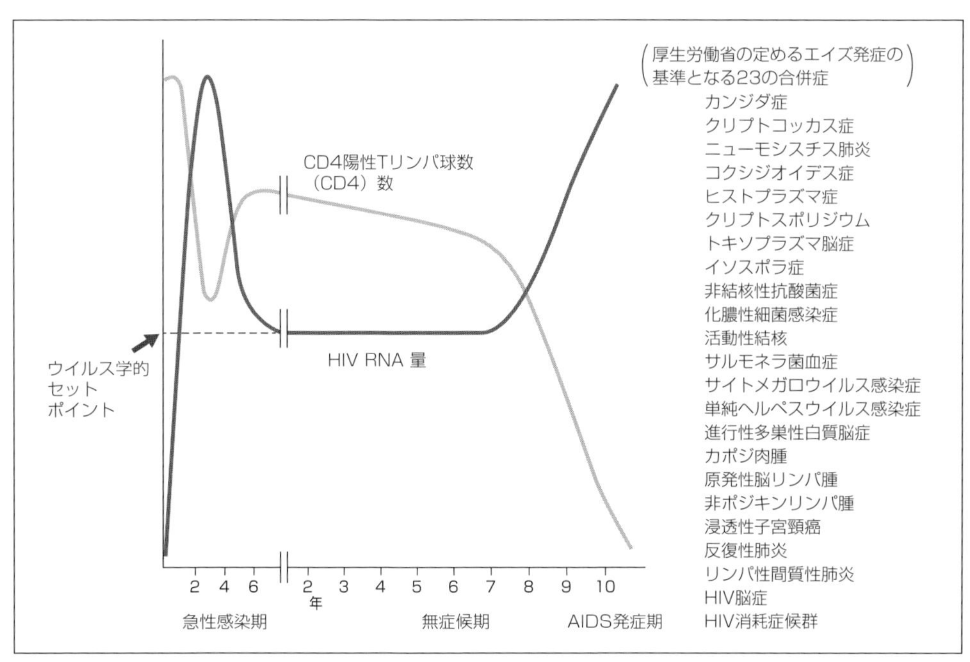

図6-3 HIV感染からAIDS発症までの経過

かな」と思って過ごしていると，その後は症状がなくなります。この間，ウイルスは，ヒトの免疫機構であるCD4陽性Tリンパ球（CD4）を破壊しながら，自身のRNAを増殖させていきます。CD4数が減っていく一方，他方ではHIVのRNA量が増えていくことで，HIV感染症は進行していきます。それがある程度を超えるとAIDSが発症します。未治療のままにすると上述の経過をたどり，死に至ります。

インフルエンザであれば，ウイルスが体内に入った段階で抗原抗体反応が起きて抗体ができます。そして数日で抗原を排除します。ところがHIVは，逆転写酵素を持つRNAウイルスです。HIVは宿主のT細胞の遺伝子を自分のRNAで組み換えて，こともあろうにヒトの細胞を材料にしてウイルスを増殖させます。言わば，宿主の細胞はウイルス工場と化すわけです。そのため，いったん感染すると，体内からウイルスを排除することができません。

現在は治療法もかなり進んでいますが，ウイルスが消えたという報告はドイツに1例あるだけです（骨髄移植をした特殊な例です）。

現在，長期未発症者の研究と，プロウイルスDNA（HIVウイルスの遺伝子が組み込まれたヒトの遺伝子DNA）だけを探し出して排除するという研究の2つが，HIV基礎研究の最先端で取り組まれています。

2）HIV感染者数の推移

HIV感染者（AIDS発症者を含む）は，右肩上がりで増加していましたが，最近は年間1,500人ほどで高止まりの状態です（**図6-4**，**図6-5**）。周知のようにほとんどが性感染で，そのうち7割くらいはMSM（Men who have Sex with Men），つまり男性同性間の性交渉を持った患者です。

血友病患者の感染者は，1986年以降には基本的には出ていません。というのも，1985年に加熱製剤が承認されたためです。ですから今では血友病患者の感染者は，HIV感染者全体の中で少数派になっています。現在，血友病の薬害感染者の半数くらいは既に亡くなっているので，日本のHIV患者数約2万5千人のうち，700人余が血友病患者の血液製剤由来HIV感染者ということになります。

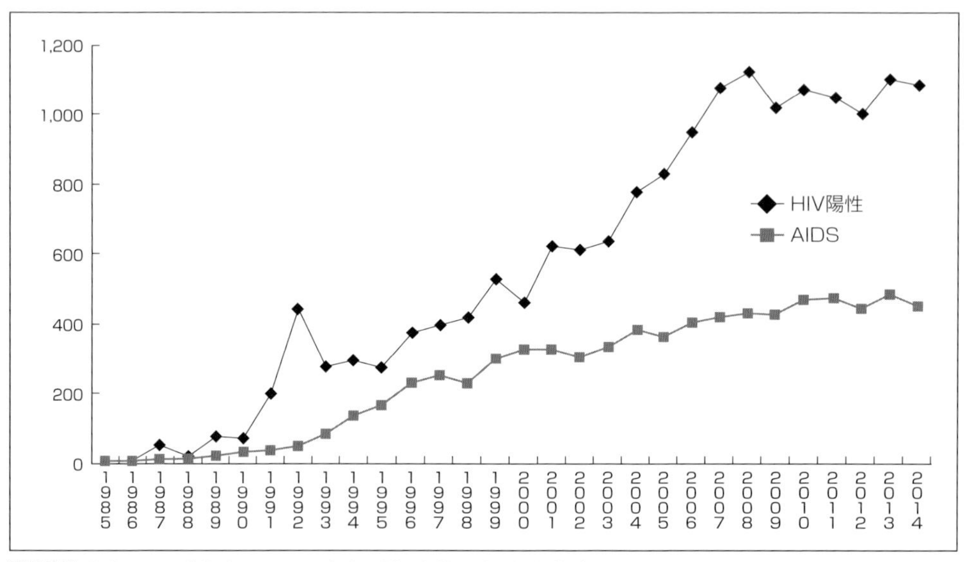

図6-4 新規HIV感染者・AIDS患者別報告数の年次推移[2)]

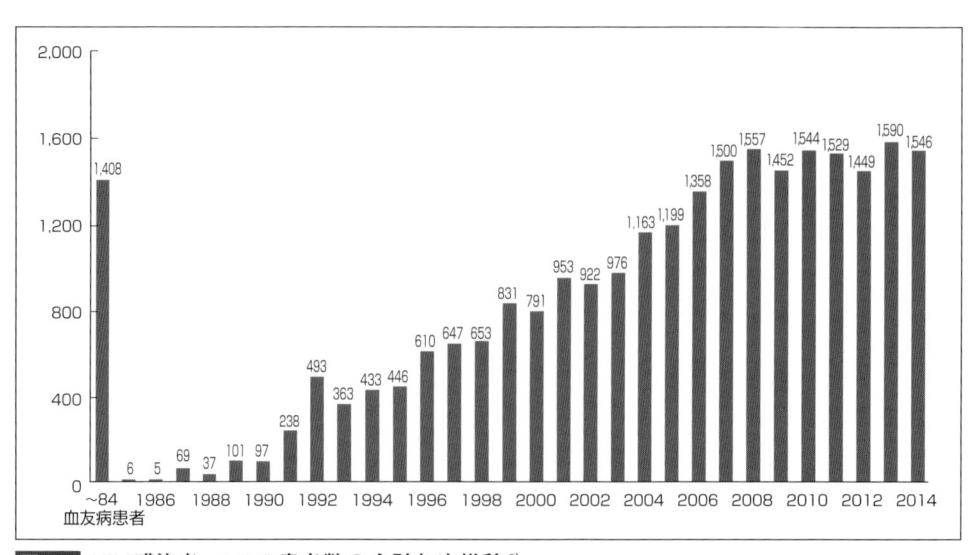

図6-5 HIV感染者・AIDS患者数の合計年次推移[2)]

3）HIV治療の進歩と生命予後

図6-6のグラフは25歳の人がHIVに感染したとき，どのくらいの生命予後があるかという，デンマークにおける有名な研究結果です（2007年）。いちばん上がコントロール群（一般人），下の急激に落ち込む3本の曲線がHAART以前の群，そしてその間の何本かのなだらかな下降曲線がHAART以降の群の生命予後を表しています。HAART（Highly Active Anti-Retroviral Therapy：多剤併用療法）という治療法が開発される前後を比較すると，グラフの曲線が大きく変わっていることがわかります。HAART以前（～1996年）では，感染後に急速に死亡していきます。1996年，プロテアーゼ阻害剤の登場とともに，生命予後曲線がぐんと持ち上がりますが，さらにHAARTが行われるようになり，劇的に生命予後が改善されています。

また，HIV陽性者の平均余命を調査した2010年のオランダの研究があります（**図6-7**）。これをみると一般オランダ人の平均余命が78.1歳ですが，治療法が進

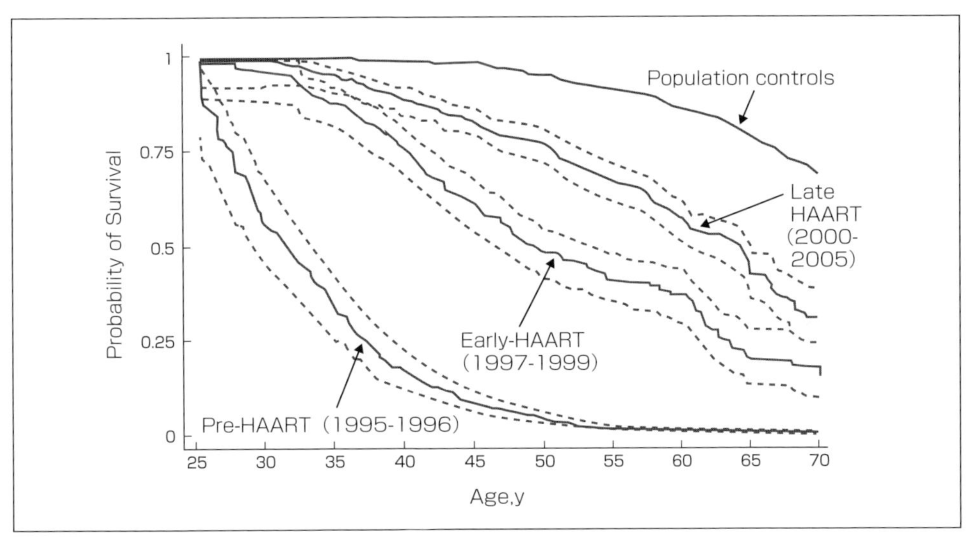

図6-6 HIV感染者の生命予後―HAART前後の比較

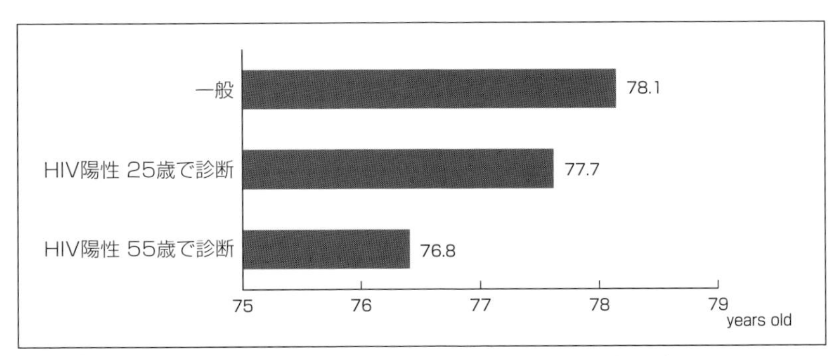

図6-7 オランダにおけるHIV陽性者25歳，55歳の平均余命[4)]

んだため，HIV陽性者25歳の平均余命は77.7歳と，ほぼ一般と変わらないレベルまで延びています。HIVに感染すると体内からウイルスがなくなることはないものの，AIDSを発症して死ぬことがなくなったのは明らかです。

4）HIV治療薬の進歩

実際のHIV治療薬を紹介します。

図6-8のaは初期のころのHAART（多剤併用療法）の薬です。奥に9つ並んでいるのはプロテアーゼ阻害剤です。この他に逆転写酵素阻害剤のゼリット（D4T）など2種類，計3種類をセットで飲みます。**図6-8のa**は1回に飲む分です。HIV感染者が生活の中で服薬して生きていけるという初めての薬で，古い患者はみんなお世話になりました。今，ふり返ると錠数も非常に多いですし，基本的に吐き気や下痢が止まらず，他の薬でそれらの症状を抑えて生活していたわけです。しかしそれ以前は，なすすべもなくAIDSを発症して死ぬ時代でしたから，剤形や錠数，副作用などはともかく，ようやく飲めるようになった福音の薬でした。

図6-8のbはHAART後期の錠剤です（2000年頃）。現在は錠剤になっていますが，当時はまだカプセル状のものでした。プロテアーゼ阻害剤の完成形に近い薬です。その後，非核酸系の逆転写酵素阻害剤や，インテグラーゼ阻害剤が登場します（**図6-8のc**）。

そして現在は1回1錠飲めばよい薬が出ています。より副作用の少ない治療薬が開発されていて，HIVに感染すると早期治療が推奨されていますが，短期的には吐き気や下痢などの副作用もありません。ただ，服用している人が口をそろえて言うのは，夢見が変わるということです。中枢神経系にかなり影響力があるようで，夢に色がつく，現実と区別がつかないリアルな夢を見る，悪夢を見る，といったことがあります。

世界初の抗HIV薬，レトロビル（AZT）の添付文書の【効能・効果】には「HIV感染症」として，1,200mgまで認可されていました（当時）。しかし，後からいろいろな医師に尋ねてみると，「400mg調合したが，患者さんが吐いてしまって飲めなかった」という例から，「CD4値が上がってこないので，かなり苦しんだが最大容量100mg × 12～15個まで増やして服用」という超人的な患者さんの例もありました。現在は，このように1つの薬だけを多く飲むことはありません。というのも，ウイルスのミューテーション（変化）が早いことが明らかになっているため単剤では用いず，作用機序の異なる薬を組み合わせて使うのです。単剤で使うと最初は効きますが，すぐに効かなくなってしまう。するとそれ以降は飲んでも無駄になります。つまり，効き目がなくて毒を飲む状態になるわけです。

このあたりの事情は，今のがんの治療薬と似たところがあります。服用しても効いているのか定かではない時に，代替する薬がない状況では，どんなに副作用

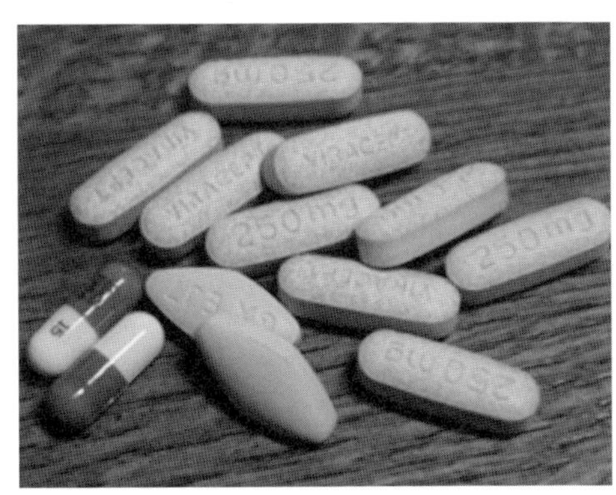

a. Early HAARTの治療薬

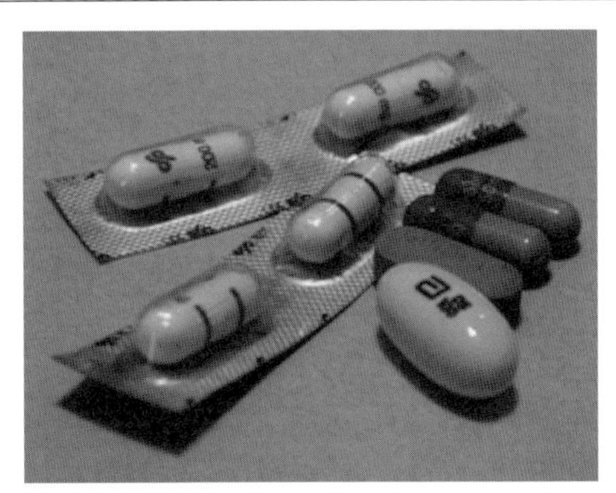

b. Late HAARTの治療薬

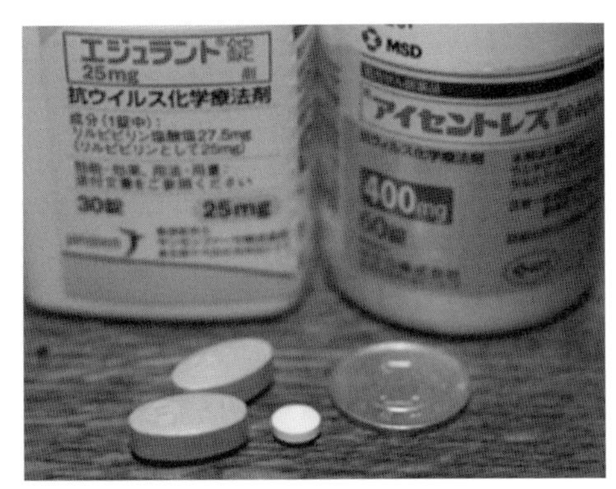

c. 逆転写酵素阻害剤(左)とインテグラーゼ阻害剤(右)

図6-8 HIV治療薬

の強い薬であっても，「もう効かないからやめる」とは簡単に言えません。初めて抗HIV薬が登場してきた時の薬害患者も，他に薬がなくて「飲まないと死ぬ」と言われています。CD4値がなかなか上がってこないが，せめてこの薬を飲もうと，苦しくてもがんばって12個でも15個でも飲んでしまうわけです。

それまでがんばって飲んでいたAZTは非常に副作用が強かったため，逆転写酵素阻害剤のサニルブジン（D4T）が登場してきた当初は，AZTに替わる本当に飲みやすい薬として，患者達が歓迎する本当に有り難い治療薬でした。しかしその後，D4Tは長期毒性があることが明らかになり，現在はすでに市場撤退をしています。

5）医薬品の不完全性：薬の宿命，専門家の宿命

ところがAZTは，現在でも3rd.ラインの薬として使われています。D4Tは，今さら処方したら訴えられるような薬です。ここで私が何を言いたいかという

と，次のような医薬品の不完全性についてです。

- 医薬品は多くの患者が命をかけて育てるという宿命をもつ商品である。
- こうした現実と闘う宿命をもつ者たちが専門家である。

副作用が強いからと言ってAZTという薬の化学式には罪はなく，次第にその使い方がわかってきて，今でも使える薬になったわけです。このような過程は，「創薬」に対して「育薬」と言います。

使える薬ができるまでに，何百万という症例数の臨床試験を行うことは事実上不可能です。しかし，薬の不完全性を乗り越えていかなければいけないわけです。その代償に患者の健康や命をかけなければなりません。それが有用な医薬品として成り立つための宿命だと考えざるを得ないのです。

「医療現場には0.1%のリスクが満ち溢れている」ということです（第5章，児玉）。0.1%のリスクとは，1,000人のうち1人の死ですが，母数が1,000万人になれば1万人の死です。さらに，治験時にデータとして残るリスクと，実際に使われる時のリスクは違います。治験を行う場合，治験を受ける患者には合併症がないとか，高齢者は不可など一定の条件が付きます。しかし，薬が承認されて市場に出ると，治験時に設けたような制限はなく，さまざまな条件の人が飲むことになります。それを考えれば何が起こってもおかしくないわけですから，その意味では薬が不完全であることに間違いはありません。

しかしながら，そこは逆説的に，その不完全性があるからこそ，薬は専門家が扱うわけです。専門家は，薬の不完全性を含めて扱うべきで，それこそが専門性であり，専門家の宿命です。アルゴリズムのように診断と治療が一意に確定するのであれば医者はいらず，薬の自動販売機があればよいでしょう。しかし臨床では，処方箋を書く医師，調剤する薬剤師がいて治療は成り立っています。そこには専門家の宿命―『医薬品の不完全性という宿命を受け取る宿命』―がある，というのが私たちの主張です。

6）専門性のあり方を考える

ここで，専門家のあり方について考えてみたいと思います（**表6-1**）。

専門家が科学的データと言うとき，それは数字で表されます。1,000人のプラセボを飲んだ人と，実薬を飲んだ人がいると，その一人ひとりの生命現象が反映されたものがデータです。このとりまとめられた数字は過去の世界であり，養老孟司氏の言うところの「死体」です。その「死体」を統計解析して，ある程度の蓋然性の世界（probability）にします。これは帰納推論形式といってよいと思います。医者はこれを何％と言って説明します。

ところが説明を受けた患者は，話をそのようには聞いていません。患者はどう

表6-1 科学的専門知識の所与の生命としての患者

専門家が語る科学的証拠はデータに基づく帰納的推論である。 **蓋然性の世界**（Probability）
患者は一度限りの生を開かれた未知の未来に向かって生きている。 いわば確認しながら進む演繹的推論のようなものである。 **可能性の世界**（Possibility）

（第1回レギュラトリーサイエンス学会 花井）

聞いているかというと，直感的には自分の未来を見ているわけです。たとえば「リスクは1%です」と言われると，一個の生命現象である患者は，「100人のうち1人は死ぬというのはわかるけど，100分の1の確率から自分は逃れてもう一度退院して，女房といつかデートした，あの井の頭公園のボートにまた乗るぞ」くらいの夢を見ています。つまり，未来に向かう可能性の世界（possibility）にいるわけです。

これはもう，過去と未来の世界という根本的な違いであって，蓋然性と可能性は似て非なる概念です。しかし，似て非なる概念だからこそ，臨床という概念が提案されているのだ，ということです。

臨床とは，この2つの世界が出会う場であり，常に確定した最善を選択できるとは限りません。したがって，専門家と患者が共同して，betterを追求できる信頼関係が重要であると考えます。

先ほど述べたように，臨床ではアルゴリズムで一意に確定するようなことがないわけですから，その場で行うことにはベストを尽くすわけです。「ベストを尽くす」という言葉の意味は，そこでベストが得られるという確定ではなく，最善を，より良きを選ぶ，という意味であり，それは患者と専門家の共同作業となります。ましてや命に関わる「より良く」を選択する場合には，信頼関係なしにはあり得ません。

医薬品の不完全性という問題をクリアするには，「情報提供」や「インフォームド・コンセント」が重要であると言われます。しかしながら患者に説明する時，その説明の中身が「何％です」といった過去のデータによる情報，probabilityに依るものであったら，それはインフォームド・コンセントにはなりません。患者は情報を受け取る時，いわゆる1回限りの未知の跳躍を行っています。帰納的推論形式においてサイエンス自体も否定するような，ピュア・サイエンスではない，揺らいでいるただ中にあるということです。

7）日本の医療分野の研究費

続いて医療分野の研究費の話に移ります（**図6-9**）。この新聞記事（2007年）によると，製薬業界から国内の医師や医療機関に提供された資金の総額は4,700

億円で，国の医療分野の研究開発費1,700億円の約2.8倍に上ります。それに比較して，NIH（米国国立衛生研究所）は4兆円の予算を持っており，そのうち1兆円はNIH本体の運営等予算で，残り3兆円が純粋に研究費として使えます。日本との彼我の差に落胆するわけですが，やはり公的な研究資金の問題について，もう少し考えたほうがいいと言わざるを得ないでしょう。

8）産業の側か，生命の側か

研究費の話をしたのも，次のような問題があるからです。

スティグレール（フランスの哲学者）は，次のように述べています（Bernard Stiegler）。

「ある物理現象の科学的発見が技術革新に結びつく時間は大幅に短縮した。

写真>102年　電話>56年　原子爆弾>6年　トランジスタ>5年

この代償は，産業の主導権の転倒であり，技術革命と科学的発見の混同である」

文中の各技術と年数は，同じくフランス人のジルの例示をスティグレールが引用したものです(Bertrand Gille)。これはある科学的検証が，ある科学技術となって，最終的にプロダクトとなるまでの期間のことです。写真は102年，原爆は6年，トランジスタに至っては5年です。もし今なら，写真の概念が発見されたら，次の日にはカメラができるような世の中になっているわけです。

科学者の発見が生活を豊かにし，速やかに技術の実現ができることは基本的には良いことです。しかし，それには代償が伴います。この代償こそが，「科学と産業の主導権の転倒だ」というわけです。すなわち，科学的発見と技術的発明が混同される危険を訴えているのです。

技術的発明は，サイエンスではなくて，サイエンス・テクノロジーです。ところが現在は科学技術という

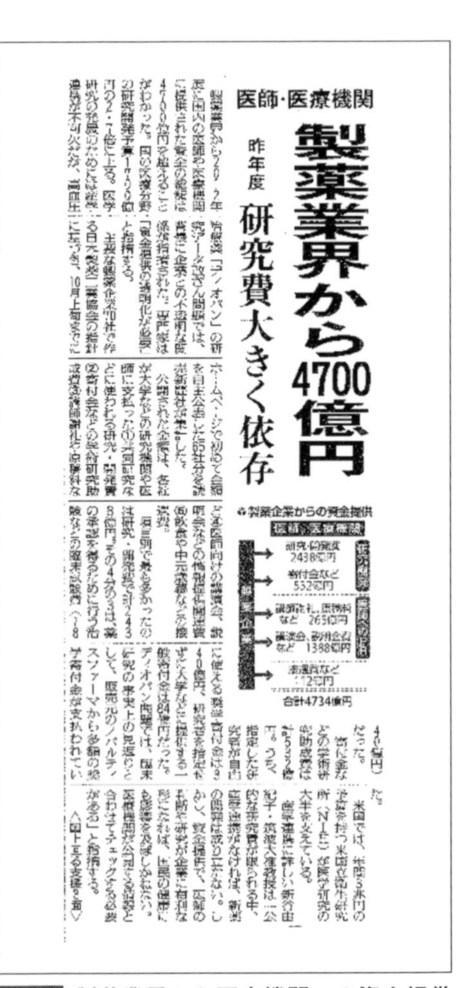

医師・医療機関
製薬業界から4700億円
昨年度 研究費大きく依存

製薬企業からの資金提供

医師・医療機関	金額
研究・開発費	2438億円
寄付金など	532億円
講師謝礼，原稿料など	265億円
講演会，説明会費など	1388億円
接遇費など	112億円
合計	4734億円

図6-9　製薬業界から医療機関への資金提供の総額を報じた記事（2007年）

と，サイエンスとほぼ同義に捉えられています。その例として，STAP細胞の論文問題が挙げられるでしょう。STAP細胞の単純な論文は，小保方さんが何を見てそのような認識に至ったかというものです。ところが理研は，エンジニアリングの緒についているiPS細胞と同列に扱いました。これは明らかなカテゴリーミステイクです。STAP細胞という科学的な観察論文の，科学的な初期にあるようなものと，すでにエンジニアリングの手前まで行っているものを同じように扱うのは，まさにスティグレールの言葉どおりの混同です。理研の場合，あえてそのような発表をしたのは，すぐに医療に使うことができると印象づけないと，やはり研究費が集まらないという事情もあったのかもしれません。

このような事例は，近代の特徴であると考えます。こうした現状に盲目であったならば，科学者はもはや産業システムを支える生産者にとって代わるしかありません。

薬害問題でも，何か巨悪があって「カネのためにやる」というなら怒りようもありますが，薬害を起こしてしまった側は半ば患者さんのためにと思っているところがあります。これは，自分のとっている行動そのものが，どこにステータスがあるかを見失っているということです。そうなるとサイエンティストであるはずなのに単なる産業システムの生産者になる，とスティグレールは危惧しているのです。

スティグレールの警告は当然，現在の医薬品産業にも当てはまります。今，専門家に求められていることは，自分の立ち位置をどう自覚するかということです。もしくは，専門家に対して，どのような機能を期待するかということかも知れません。私はそれを，

「産業の側に立つか，生命の側に立つかという問題である」

という問いを立てて考えています。もちろん，問いの立て方は「サイエンティストであるのか，企業人であるのか」など，さまざまあるでしょう。いずれにせよ，このような問いを自分に問わざるを得ない瞬間がおそらく来る，来ざるを得ないのが現代の特徴です。無条件に産学協同は良いことだとするのではなく，まさにその瞬間，このような問いを自分に厳しく突きつけるためには，近代の科学と産業の特徴に対して，盲目であってはいけないということです。

3 薬害エイズは血液エイズ

前節で見てきた「近代の科学と産業」の関係は，まさに薬害エイズが起きてくる過程においても典型的に見られます。

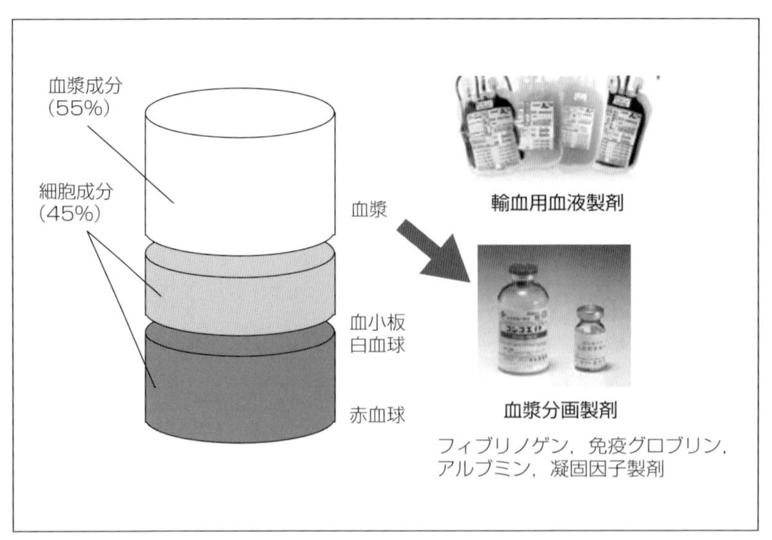

図6-10 薬害エイズは血液エイズである

1）血液製剤はどのようにつくられたか

薬害エイズとは，極論すれば，輸血によるエイズです。その輸血は生の血ではなくて，血漿分画製剤の中の凝固因子製剤です（**図6-10**）。

全血製剤は200ccが1単位ですが，血漿輸血は120ccが1単位となっており，日赤は赤血球製剤，血小板製剤，FFP（新鮮凍結血漿：Fresh Frozen Plasma）などに分けて製剤をつくっています。現在の輸血医療では，全血輸血はすでに行われておらず，個々の患者に必要な成分だけ取りだして，成分輸血を行います。それをさらに効率的に補充する血漿分画製剤が使われています。これは理論的に正しい必然です。しかし，血漿分画製剤のつくり方に問題がありました。

比較として，輸血用血液の扱い方を見てみましょう。献血によって集めた血漿は，1パックが1ロットになっています。つまり，1人の人から採血されたものが1パックです。輸血をする時には2ロットをオーダー（200mL × 2）せず，必ず400mLパック1つをオーダーします。というのも，2ロットになると2人分の血液が入ることになり，リスクが2倍に増えるためです。

ところが血漿分画製剤の製造過程は，このような常識を逸脱していました。血漿分画製剤は，**図6-11**のような大きな1つの窯に，数万人分もの血液を混ぜて，分画していきます。もちろん，ウイルス感染リスクが格段に増大する結果となりました。

現在はSD処理[注1)]や加熱処理と，フィルトレーション等でウイルスをほとんど完全に不活化しています。生物学的製剤基準による，10の9乗分の1のウイル

注1）有機溶媒と界面活性剤によるウイルス不活化処理

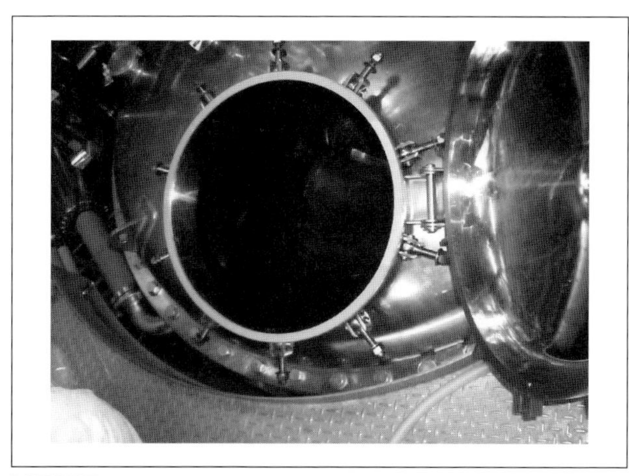

図6-11　血液分画製剤をつくる窯

ス・リダクションを要求しています。また当然，原料血漿に対しては血清学的検査だけではなくて，PCR法[注2)]でも確認しています。ですから今であれば，相当，安全であると言えます。

しかし，当時は確認されることもなく，無防備にウイルスを拡散するという致命的な問題を起こしてしまいました。今からすると，大きな窯で何万人分もの血液を混ぜればどうなるかは，すぐ気づくはずだと思います。いや，気づいていたのです。

1953年の段階で，WHOはプール血漿で肝炎が伝播するリスクを指摘しています。また，論文も数多く出されています（**表6-2**）。それでは，なぜそのようなことをやってしまったのか——ここが問題なのです。

2）輸血後肝炎への過小評価

気づいていたはずなのに，なぜそのようなことを起こしてしまったのか。それは，輸血後肝炎に対する過小評価が，1つの大きな要因であると考えます。プール血漿に混ざるウイルスのリスクはわかっていたものの，「肝炎くらい仕方ない」というのが，当時の認識であったのだと思います。このようにしてつくられた血液製剤にはHIVだけでなく，HBV，HCVもすべて入っていました。しかもその製品規格は1,000単位の40mLであり，点滴で輸注すればすぐにも臨床で使えるという優れものでした。

もう1つの理由は収率です。日本では，輸血用血液製剤と血漿分画製剤はともに薬事法上医薬品であり，両方とも血液製剤と呼びます。しかし，分画製剤は高度に産業化された製品であり，その生産プロセスのもとでつくられます。ですか

注2）微量に存在するウイルスの遺伝子を増幅させることで，その存在を検出する方法

表6-2 プール血漿の危険性について書かれた文献

5-13-16	1968（昭和43）	U.F.Gruber著・内藤良一訳『失血とそのおぎない』	乾燥プール血漿による肝炎の発生は唯一単位の保存血漿がすべての血漿プールを汚染し得るからであり，肝炎罹患が無視できない数になることはすでに以前より指摘されてきたことである。紫外線およびX線照射のようなすべての手段が肝炎ウイルスの破壊に失敗し，プール血漿中に強い抗体が存在することが危険を加えると証明された後，スイス赤十字は乾燥単一供血者血漿に切り替えたこと，肝炎の危険が全血の場合より小さくはないということは重大な欠点であることを記載。
5-13-7	1978（昭和53）	J.R.Bove（USA）『フィブリノーゲン―危険を冒すだけの価値はあるのか』Transion 18巻2号	加熱処理不可能なプール製剤からの肝炎感染の危険性は高く，HBsAg陰性ドナー血液のみの使用でも危険性はなくならないこと，少量のウイルスでもプールサイズが大きければ肝炎感染の危険性も高くなることを指摘。
5-13-8	1980（昭和55）	Arie J.Zuckerman『ウイルス肝炎』（原著は1975（昭和50）年に刊行）	プール血漿使用による肝炎感染の危険性について報告した論文を紹介。1939（昭和14）年に，Findlayらが，見るからに健康なヒト血清でも，供血者すべての既往歴を調べてさらに特に伝染性肝炎の潜伏期と思われる，少なくとも1カ月間の追跡調査をした上で確認されたものでなければ，プールして人のワクチン材料に用いるべきではないと述べていること，1943（昭和18）年にMorganとWilliamsonが，血漿もしくは凍結乾燥ヒト血清輸液後の黄疸を報告したことなどを記載し，肝炎ウイルスが輸血，あるいはプールしたり乾燥した血漿やヒト血液製剤で感染する危険性のあることが判明してきたのである。
5-13-9	1981（昭和56）	Arie J.Zuckermanら『肝炎とウイルス』（原著は1975（昭和50）年に刊行）	プールしたヒト血漿から血液成分を作成して治療に用いるようになった直後からウイルス肝炎を伝播する危険性の高いことが気付かれていたこと，血液製剤はかつて肝炎を引き起こすリスクによって分類されていたこともあり，新鮮血や，1人の供血者からの血漿は「平均的な危険」とされ，プールされた血漿やフィブリノゲン，抗血友病因子などは，「高度に危険」な製品とされていたことを記載。

ら同じ血液製剤といっても，成り立ちから同じものにはなり得ません。結局は，産業化された生産プロセスの過程で，ウイルスを拡散させてしまいました。

図6-12の製剤は，現在，子ども達がよく使っているものです。アナフィラキシー・ショックなどもまったく起こしません。ですから定期的に使用していても，副作用がありません。このような製品ができたおかげで今の血友病の子ども達はたいへん元気に過ごせています。

ここに至るまでには，それなりの犠牲がありました。ウイルスの不活化技術も，あれだけ一生懸命研究し出したのは薬害エイズ以降です。当初は，血液中のウイルス確認にPCRを導入するのにも，経済的な問題が真剣に議論されていました。やはり，薬害エイズという大きな悲劇性があったがゆえに，今や血液にはゼロリスクを求められるようになったのです。そして，国は法改正など，血液を安全にすることに対して，相当のコストを投入しています。このことに対して，国民にもある程度は過去にあった薬害問題について理解を得られるようにしなくてはならないと思います。

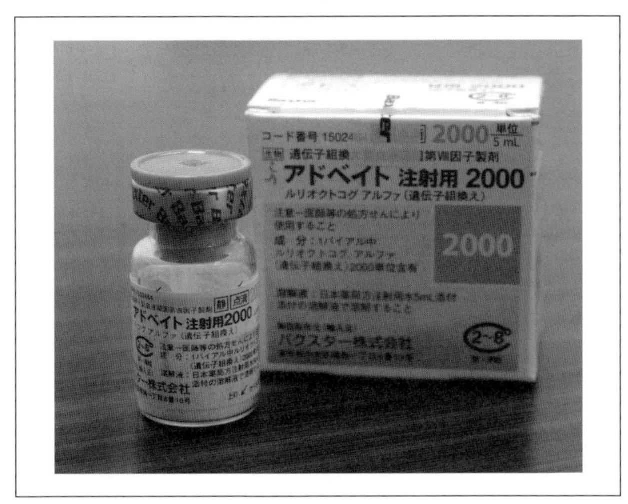

図6-12　遺伝子組換え凝固因子製剤

3）売血から血液産業へ

1982年，米国で初めてAIDSがアウトブレイクした時，最初は原因がウイルスかどうかわかりませんでした。しかし，血液感染をすることについては，すでに疫学的な理解がありました。その後1984年，リュック・モンタニエ博士がウイルスを分離し，ウイルスによる疾患であることが確定しました。

1982年7月，日本で初めてAIDSに関する報道が新聞に載りました。その記事には，米国で血友病患者の間にもこの病気が広がり始めているということが載っていました。私は二十歳の時にこの記事を見ました。インターネットのない当時は新聞記事で情報を得ていたわけですが，対岸の火事という感じでした。しかし，実際は対岸の火事ではなく，血液製剤の原料血漿がすでに米国から入ってきていたのです。

図6-13のグラフは，日本の原料血漿輸入量の推移です。といっても，はっきりした輸入量がわかっていないので，アルブミンを換算したデータです。これを見ると，1985年には384万Lを輸入しています。しかし，日本で実際に必要な所要量は120万L程度と言われています。ですから，どう考えても384万Lなど使い道はないと思われます。この輸入量は，全世界の使用量の3分の1にもなる大量なものでした。なぜこんなに大量に輸入したのかというと，明らかに米国から過剰な血漿が日本に入ってきていたのです。

日本は長らく，売血により医療用の血液をまかなっていました。それが米国大使であるライシャワーに輸血による肝炎を感染させてしまったため，あわてて閣議決定を行って献血を推進します。それから10年かかり，1974年，輸血用血液はすべて献血血液で供給されるようになりました。

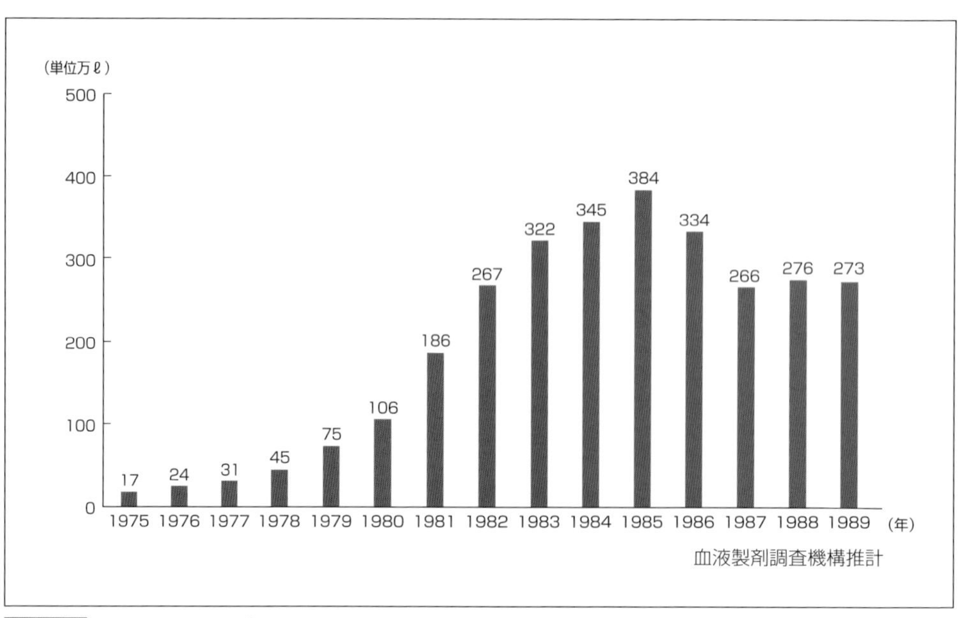

図6-13 わが国のアルブミン輸入量推移（原料血漿換算）

米国からの血漿の輸入は，それと入れ替わるように増えていきます。日本では売血業者の時代から，血液に関わる非常に大きな市場がさまざまな業種を統合した産業としてのシステムに移り変わるころと，ちょうど時期を一にしていました。1つには，それが薬害エイズの大きな不幸でした。

4）「1,000人に1人の感染」の根拠とは

AIDS感染の危険については，医師は血友病患者にどのような説明をしていたのでしょうか。安部英氏（当時，帝京大学教授）は，「患者と家族の皆さまへ～AIDSに対する心構え」と題したパンフレットの中で，「それでも発病率は血液製剤輸注患者1,000人につき1人の割合にすぎません」「これまでの補充療法を中止または変更する必要はありません。いえ，今までの私達の治療法(用量，用法)はそのまま続けて差支えないと思われます」と説明しています。

当時，私も1,000人に1人は大したことないと思っていました。今は薬害関係の活動にいろいろ関わっているので，1,000分の1などという数字はとても考えられません。たとえばワクチンが承認されるのは100万分の1のオーダーですから，1,000分の1は問題外です。しかし，不思議なことに，何か自分は大丈夫なのではないかというメッセージとして受け取りました。

あとになって，この「1,000人に1人」の根拠を調べてみたところ，CDC（アメリカ疾病予防管理センター）のレポートの中にそれを見つけました（**表6-3**）。1983年6月24日現在，22人の血友病患者がAIDSに感染しています。全米の血友

表6-3 「1,000人1人のリスク」の根拠とは…

1982年7月16日	3名の血友病患者が免疫抑制性疾患 累積患者数 358例	
1982年9月24日	3名の血友病患者のAIDS症例報告 累積患者数 593例	
1983年6月24日	16例の血友病患者のAIDS症例報告 累積患者数 1,641例	22/15500 = 0.0014
1983年9月9日	26例の血友病患者のAIDS症例報告 累積患者数 2,259例	48/15500 = 0.003 CDC MMWR
↓		
米国血友病患者15,500人中9,465人がHIVに感染（63%）		CDC MMWR 1987B

病患者が15,500人ですから，22/15,500 = 0.0014となります。ですから，正しくは1,000人に1.4人と言わなくてはいけなかったのですが，最初は1～2人と言っていたものの2人をはずし，1人となったという流れです。

しかし，AIDSはウイルス感染症なので，感染者数は時とともに変わります。すでにその3カ月後の1983年9月9日の時点で，1,000人に3人（48/15,500 = 0.003）に増えています。そして最終的には，AIDS発症例ではなくHIV感染例の数字となりますが，米国の血友病患者15,500人のうち9,465人，63%もの人がHIVに感染しました。

ウイルス感染症で重要なのは，横向きのある時点でのデータではなくて，時間とともに増える感染者数のダイナミクスです。全米患者数の358例，593例，1,641例，2,259例と増えていくダイナミクスこそが，この感染症の恐れるべき本質だったわけです。

横向きのある時点でのデータを拾うのは，科学論文にはありがちなことです。ある瞬間，横軸のデータで数字が確定すると，その数字はそのままずっと生きていきます。薬害エイズの場合，製薬企業のプロパーは，上述の安部氏のメッセージを患者さんに説明配布することになっていました。そして最後の在庫処分まで，「1,000人に1人」とずっと言い続けて血液製剤を売っていました。「科学的なデータ」が都合よく使われたという，これはたいへん極端な例になるかと思います。

安全な加熱製剤が登場した1984年8月以降，88年くらいまで，血友病患者のグループからはHIV感染者が発生し続けています。それは加熱製剤以降も，企業が在庫処分をしたためです。これについては刑事裁判になり，有罪が確定しています。

表6-4 いわゆる「エイズパニック」[5)]

• 松本事件　1986年11月 松本市内で就労していたフィリピン人の女性が帰国後HIV抗体陽性が判明，実名が公表され，売春をしていたとの報道がなされた。松本市内では，外国人が銭湯での入浴を断られるなどの差別を受けたり，東京でも野菜を積んだ松本ナンバーのトラックが市場で入場を拒否をされるなどの異常事態が生じた。
• 神戸事件　1987年1月 旧厚生省が，日本初の女性のエイズ患者（神戸在住）を確認と報告。写真週刊誌等が女性の顔写真を掲載，家族や実名も報道された。女性が売春をしていたとのデマまで報道された。女性の家族は飲食店で入店を拒否されるなどの差別を受けた。この事件以降日本全体がエイズパニックといわれる状況となっていった。
• 高知事件　1987年2月 HIV陽性者の女性が妊娠していることが報じられた。この女性は血友病の男性から感染したことが発表され血友病＝エイズという偏見をさらに助長することになった。 女性は医師や県の担当者から妊娠を避けるように説得されていたが，妊娠後も出産を控えるように説得を受けていた。その後，女性は帝王切開で無事健康な赤ちゃんを出産した。女性に対してはさまざまな嫌がらせの手紙などが届いた。

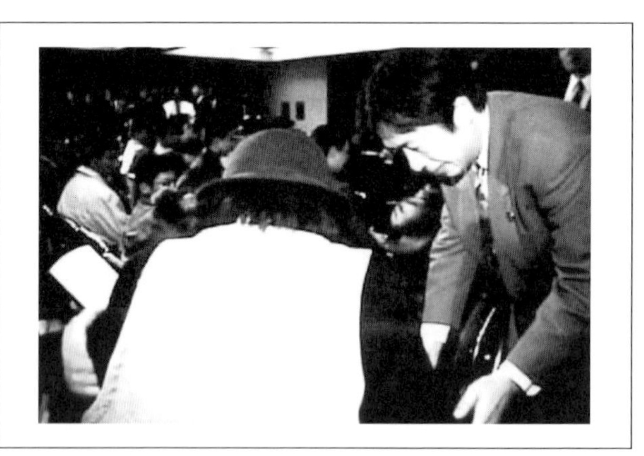

図6-14 1996年3月29日 薬害エイズ裁判和解成立

5）1996年3月29日の生命線

HIV感染患者が苦しかったのは，単なる病気と思われなかったことです。いわゆる「エイズパニック」が各地で起きます（**表6-4**）。松本事件では，HIV陽性者の報告があった松本から来た松本ナンバーのトラックが，東京市場で入場を拒否されました。神戸事件の女性は，売春していたというデマが報道されました。高知事件では，妊婦が血友病の男性から感染したという個人情報を公開されたうえに，産むなと説得されたり，嫌がらせを受けたりしました。

一方，報道も，あきれるような見出しが並びました。たとえば，「エイズ医師が心配する不倫妻，ソープ嬢，ホモ男からの『汚染』拡大」（1987.1.1. 週刊現代），「不特定多数の男性が相手だった 死のエイズ女性患者発生でああ港・神戸破れた

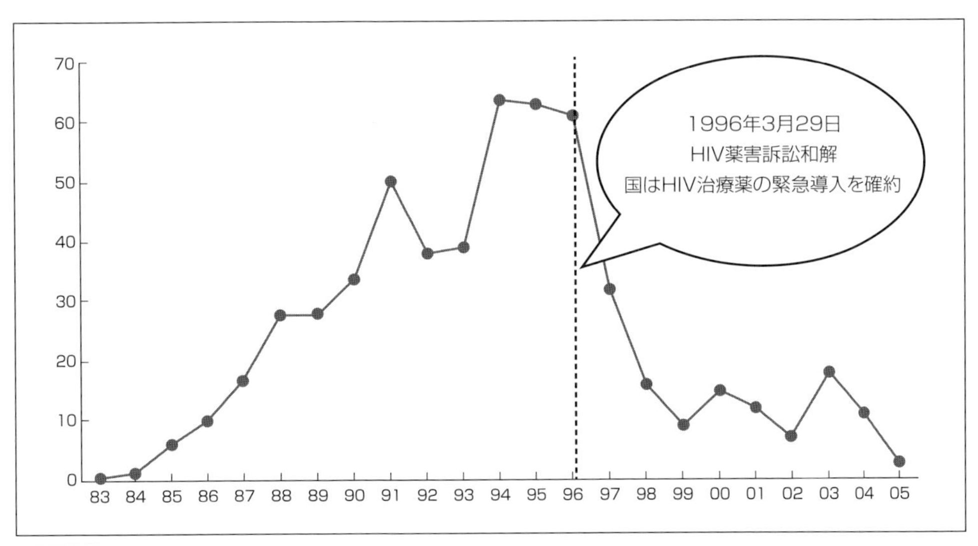

図6-15 和解前後の死亡者数

り」(1987.1.29. 週刊文春),「救えるか罪無き胎児」(1987.2.18. 毎日新聞) などです。

差別偏見の拡大で，患者は医療機関からも拒否されて，病院で死ぬことができるのだろうかという状況でした。1988年11月にはエイズ予防法（後天性免疫不全症候群の予防に関する法律）という法律ができましたが，それは患者の救済や医療提供という視点がまったく欠如していたものでした。

そして1996年，薬害エイズ裁判の和解が成立しました。**図6-14**は菅直人厚生大臣（当時）が被害者に謝罪しているシーンです。患者が皆，号泣しました。なぜそのように泣いていたかというと，薬害エイズの当時の被害者年齢の中央値は20歳代と若かったのです。被害者の多くはAIDSを発症して死んでいくのですから，とくに小学生の発症例などは痛ましくて見ていられませんでした。そのあまりの悲劇性は，ある程度，和解への後押しとなったのだろうと思っています。

1995年の末，最初のプロテアーゼ阻害剤が登場し，米国ではHAART（多剤併用療法）が行われるようになります。和解以降，国はありとあらゆる手段を使って，米国の薬を日本に入れました。そして翌年には，死亡者が半減していました（**図6-15**）。

それまで死を待つしかなかった患者たちからすると，本当に奇跡とも思えるような薬と治療法の登場です。ですから，1996年3月29日，この日のラインを越えるか越えないかで，大きく生死が分かれたのです。結果的に，697人の薬害エイズ患者がAIDSを発症して亡くなっています。

文　献

1）瀧正志ほか：血液凝固異常症2008．血液凝固異常全国調査事業，2008.
2）厚生労働省エイズ動向委員会：平成26（2014）年エイズ発生動向．厚生労働省，2014.
http://api-net.jfap.or.jp/status/2014/14nenpo/h26gaiyo.pdf
3）Lohse, N., Hansen, A.B., Pedersen, G. et al.：Survival of persons with and without HIV infection in Denmark, 1995－2005. Ann.Intern.Med., 16；146：87-95，2007.
4）17th Conference on Retroviruses and Opportunistic Infections 2010.
5）種田博之：薬害エイズ／非加熱製剤によるHIV感染問題を理解するうえでの基本的な事象．輸入血液製剤によるHIV感染問題調査研究委員会編：輸入血液製剤によるHIV感染問題調査研究最終報告書；医師と患者のライフストーリー第1分冊 論考編，p.30-54，2009.

Profile

全国薬害被害者団体連絡協議会 代表世話人 大阪HIV薬害訴訟原告団　代表
特定非営利活動法人 ネットワーク医療と人権 理事　**花井 十伍**

1962年長野県に生まれ。同年血友病と診断され，血液製剤のない時代から血液製剤技術を体験しながら育つ。輸入血液製剤によりHIVに感染，1994年大阪HIV薬害訴訟原告団に加入。1996年より，血友病患者，血液製剤由来のHIV感染者のケア・サポートを目的としたNGO「ケアーズ」に加入。1997年大阪HIV薬害訴訟原告団代表。1999年より全国薬害被害者団体連絡協議会代表世話人。2000年ネットワーク医療と人権(MERS)設立，理事に。2009年再生医療における制度的枠組みに関する検討委員，2011年中央社会保険医療協議会委員ほか。

第7章 弁護団からみたクロロキン事件

第二東京弁護士会所属　クロロキン薬害訴訟患者代理人　弁護士　山口 紀洋

クロロキン薬害事件の概略

1）クロロキン製剤

クロロキンは，1934年ごろドイツのバイエル社が合成に成功しましたが，毒性が強いため，当時は製品化されませんでした。しかし，第二次世界大戦中の1943年，米軍が南太平洋戦場で抗マラリア薬として，キニーネより有効であることから使用しました。1946年には米国のスターリング社から，抗マラリア薬として市販されました。現在でも，アフリカなど海外では抗マラリア薬として使用されています。

2）クロロキン網膜色素変性症

クロロキンは毒性が強く，かつ体内吸収も早く，長時間体内に残るため，さまざまな副作用が発生します。一定期間服用すると，倦怠感や先天性異常児出産等を起こしますが，特に問題となったのはクロロキン網膜色素変性症です。眼障害には角膜障害と網膜障害があり，そのうち網膜障害は眼底の黄斑部の中心眼窩反射消失，黄斑部周辺の浮腫，混濁，色素不規則化から，網膜全体の混濁，色素変性，網膜血管の狭細化，乳頭蒼白化になります。そして網膜の変性に対応して視野に暗点，狭窄，欠損が生じ，視力が低下し，末期には失明に至ります。この変性は不可逆であり，有効な治療法は発見されていません。

3）副作用報告と米国の対処

クロロキンの副作用報告は昔からあり，1948年，米国の刑務所で1年間にわたる臨床試験により，50％に眼障害が認められました。1958年にはランセットに眼障害の報告が載り，1959年にはホッブスにより網膜症の症例報告がなされました。1961年には米国のPDR（米国の医師用卓上医薬品集）に長期投与の禁止が，そして1962年には米国のFDA（米国食品医薬品局）から添付文書の改訂指示がありました。これを受けてスターリング社は，全米の医師に対して25万通の重大な副作用の警告書を発送し，米国では一応の対策が採られました。

4）日本での状況

ひるがえって日本では，クロロキンは1955年（昭和30年），抗マラリア薬として発売され，その後，第二改正国民医薬品集に収載されました。しかし1958年には明確な医学的根拠がないままに，適応症が拡大され，長期投与が予想される腎炎や慢性関節リウマチ，気管支炎，てんかん，エリテマトーデス等にも適応が拡大されました。ところが腎炎が適応症とされたのは日本だけでした。非常に不幸なことに，当時の薬事法では国民医薬品集に収載されると，医薬品は適応症の拡大に制限がありませんでした。それに加え，最近も問題になっているように，製薬会社の要請に応じて「効く」ことを強調する医学論文が製薬会社主導で量産されました。さらに製薬会社は，要指示薬の規制がなかったクロロキンを，新聞やテレビで，慢性疾患である腎疾患の特効薬と宣伝しました。そして1961年ごろからクロロキンを製造販売する製薬会社が増えていったのです。

他方，1962年（昭和37年）には日本でもクロロキン網膜症の報告がなされるようになりました。しかし，米国のようにドクターレターが出されることはありませんでした。1964年に日本リウマチ学会でクロロキン網膜症が問題視され，討議がなされましたが，製薬会社はその討議の結果を内科医にも眼科医にも伝えることなく，逆にクロロキンは毒性が弱いから長期投与に適するという宣伝する会社すらありました。

2 クロロキン事件の訴訟の概略

1）クロロキン事件の社会問題化

1971年（昭和46年）にクロロキン網膜症患者が厚生大臣に被害と救済を直訴したため，メディアも大きく報じました。大臣は患者の訴えを取り上げませんでしたが，マスコミがこの事態を広く報道したため，全国のクロロキンを服用した人達が，「ひょっとすると自分もクロロキンの被害者ではないか」と気づき，報道したNHKに問い合わせをしたり，眼科の主治医に尋ねたりしました。こうしてクロロキンによる薬害はようやく社会問題化し，1972年には全国規模の「クロロキン被害者の会」が結成されました。そして製薬企業4社と交渉を開始しましたが，交渉を3年半続けても製薬会社側からは謝罪も，適正な賠償も，提案されることはありませんでした。

2）訴訟までの道のり

被害者および家族らは，東京国際合同法律事務所にクロロキン網膜症薬害損害賠償訴訟を依頼しました。弁護団は少数精鋭で組織し，法理論の構成，被告として製薬会社はもとより厚生省（当時）も加えるための国家賠償訴訟の準備をしました。

また，米国の関係論文等を集めるとともに，被害の実態を調べ，各被害者のクロロキンの投薬証明書とクロロキン網膜症の診断書の収集を開始しました。しかし，協力してくれる医師が少なく，調査は困難を極めました。医師から投薬証明をもらうことが非常に難しく，何年も経つので投薬状況がわからないという医師が数多くいました。また，長期間，眼科に通っている原告の方々が多かったのですが，クロロキン網膜症であるという診断書を取るのに非常に苦労しました。このようなことから，一部のあまりにも非協力的な医療機関を被告とするという方針をとり，裁判で責任を追及する工夫をしました。

ようやく1975年（昭和50年）に患者第1陣，71家族，231名を原告として，東京地方裁判所に提訴しました。きわめて長く困難な審理を闘って，1982年2月1日に患者らは勝訴判決を勝ち取りました（判決文判例時報第1044号）。

クロロキン訴訟を行っていることを聞きつけ，全国の患者が原告団に連絡を取ってくるようになり，提訴は6陣まで続きました。ちなみに第6陣（第二次訴訟）は1980年（昭和55年）提訴，1987年判決（判例時報　第1231号）となるなど，持病をもつ患者側にとって訴訟は長く，この間に死亡する被害者もおられました。

3 訴訟の争点・特異点

1）適正な損害賠償理論の構築

弁護団が考えたことは，クロロキンを製造・販売した製薬会社とそれを監督すべき厚生省の責任は重大であり，クロロキン網膜症薬害事件は過失ではなくて故意ではないかということでした。当時，薬害救済基金がちょうど設立された時期でしたが，弁護団はこの基金が想定するような定額賠償ではなく，加害企業の故意を前提とする，これまでなかったような適正損害賠償理論を構築する努力をしました。というのは，患者は生涯眼障害者として悲惨な生活を強いられるので，より十分な損害賠償を要求しなければならなかったのです。そこで考えた具体的な方法を次の項で述べます。

2）損害賠償の具体的法理論

①故意責任論：前記副作用に関する米国の対応と日本の対応とを比較すると，製薬会社の販売実態は過失とは到底言えず，弁護団は立証が困難な故意をあえて

主張しました。損害賠償請求訴訟は民法第709条が，賠償根拠として故意・過失を併記しているので，立証の容易な過失を主張することが普通です。たとえば，日本で最大で最も悪質な公害事件と言われ，現在も訴訟が続いている熊本水俣病事件ですら，請求根拠は過失です。

②懲罰的賠償論：これは故意論に基づき，米国の訴訟では認められている，悪質事件の再犯予防・抑止のために，被害者が負った損害に対する賠償だけではなくて，加害者の利得の数十倍の賠償金を請求する法理論で，弁護団はこれを根拠に被害者1家族あたり5,000万円の慰謝料を請求しました。

③インフレ算入論：これまでの裁判では，身体障害が継続する損害賠償では，労働ができないことの被害が継続するので，裁判所は将来にわたる逸失利益の計算を行います。これは交通事故方式といって，たとえば10年後に給付されるべき給料を，現在の判決でもらうことになるので，将来分の利息年5分を控除して計算します。

しかし弁護団は当時，インフレが起きて貨幣価値が目減りすることを予測し，しかも年5分の銀行利息が将来も維持されるとは思えなかったので，利息分と将来のインフレ分は同額で相殺すべきである，したがって中間利息の控除は不当だと主張しました。クロロキン網膜症患者は生涯長期間の障害をもった生活を強いられるので，遠い将来の生活保障も考えたものです。

④刑事告訴：制裁的慰謝料請求を根底で支えるものとして，クロロキン網膜症薬害事件は，単なる民事事件ではなくて，犯罪であることを鮮明に打ち出して，厚生大臣と製薬会社社長の刑事告訴を考えました。

⑤これらのすべての法理論構成は，弁護団長の後藤孝典弁護士が，水俣病事件で当初から患者の代理人となり，戦い，何度も加害企業と国に苦汁をなめさせられたので，その教訓から考え出されたものでした。

3）癒着

患者にとっては長く苦しい審理になったわけですが，審理のなかで，製薬会社と医者，厚生官僚との驚くべき癒着の実態が明らかにされました。その例として，もっとも患者の怒りを買ったのは，次のようなことです。1963年（昭和38年），当時の厚生省薬務局製剤課長は米国の上院聴聞会の詳細な記録を読んでおり，米国におけるクロロキン網膜症問題とその対策を知っていましたが，日本では何ら対策をとりませんでした。さらには，その後任の製剤課長は，自らリウマチ治療のために当時クロロキンを服用していましたが，製薬団体の理事長からクロロキン網膜症問題を個人的に知らされたため自分だけ服用を中止し，しかし行政実務では何の対処もしなかったのです。本人がこの事実を法廷の証言で認めた時には，患者は怒り，被告側企業も驚いていました。

4）判決

第一次訴訟（5陣まで併合）は，一審判決まで7年間，高裁で4年，最高裁で7年の審理を受け，確定しました。

一審では製薬会社6社，国，医療機関等13者にいずれも勝訴しましたが，控訴審では国に対しては逆転敗訴し，最高裁でも国に対しては敗訴が確定しました。しかも残念なことに，新機軸であった行政に対する懲罰的賠償請求が認められず，国家賠償訴訟の困難さを再確認しました。また，故意責任論も認められず，制裁的慰謝料論も認められず，インフレ算入論も認められず，刑事告訴は，検察庁で認められませんでした。

しかし，原告患者は生涯損害賠償金として，当時としてはやや高額の5,000万円台（これに対する発病以降年5分の割合の遅延損害金が付加される）の賠償が認められました。

さらに弁護団の新機軸の法理論の影響で，その後他の裁判で，実質的な懲罰的高額賠償やインフレ算入論の一部が認められましたし，薬害事件の大きな警鐘となったことがせめてもの貢献であると思っています。

この薬害事件を原告被害者達とともに闘ってきて，私たちが感じた薬害事件の教訓は次のようなものです。

「薬は本来は毒薬であり，そこに適切な情報があって，初めて薬となる」「薬は情報である」という事実です。したがって我々は常にこのことを再確認していくべきだと思います。

そして，いくら賠償金を取得しても，被害者達の生活実態は非常に悲惨であるのです。

Profile

第二東京弁護士会所属　クロロキン薬害訴訟患者代理人　弁護士　**山口 紀洋**

1964年早稲田大学政治経済学部卒。1972年第二東京弁護士会に弁護士登録，水俣病患者弁護人。1975年クロロキン薬害訴訟患者代理人。1985年日蓮宗信行道場修了。2010年日蓮宗妙栄山佛光寺院主。2013年タバコ病患者代理人。吉勝法律事務所所長。

第8章 製薬企業における薬害研修の実情紹介

武田薬品工業（株）信頼性保証総括部 主席部員 正札 研一

◆ はじめに

本書の「企業リスク最小化の視点から」というタイトルは，私たち製薬企業にとってさまざまな内容を想起させます。リスク対策と呼ばれる活動は，製品の安全性への取り組みの一つとして，あるいは品質に関するリスク最小化の取り組み，さらにはより広い意味で企業としてのリスク低減への努力など，さまざまなレベルで多岐にわたって行われています。これらの成果が薬害の根絶につながっていくとも考えられますが，本講ではより具体的に，製薬企業（武田薬品工業株式会社）において薬害再発防止のために実施している研修（薬害教育）にテーマをしぼり，述べていきます。

1 経　緯

当社の薬害教育は，厚生労働省「薬害肝炎事件の検証及び再発防止のための医薬品行政のあり方検討委員会」の「最終提言」〔2010年（平成22年）4月）を受けて，同じ年に開始し，以来毎年継続して実施しています。

当初は新入社員や中途入社者を対象にした取り組みでしたが，これに加えて安全性に関する部門の社員へのレクチャーを行うようになり，さらに対象を広げ，医薬品の安全性には直接関係しない人事，広報などの部門にも輪を広げていきました。このような流れの中で，より全社的，網羅的に薬害教育を行うことを考えた結果，e-learningを導入することになり，2013年度から継続実施しています。

また，e-learningのプログラムは定められた受講期間だけで終わりとせず，社内ホームページ内にプログラム研修後のフォローをするためのコンテンツを設け，必要に応じていつでも学習できるような体制としております。一方，e-learningに並行して，当社の公式媒体である「CSRデータブック」（**図8-1**）を活用し，社外のステークホルダー（患者さん，医療関係者，株主・投資家）にも情報発信しています。「CSRデータブック」は財務情報だけではなく，人権・環境・コミュニティへの取り組みなど非財務情報を取り入れた統合報告書で，この冊子にページを確保して，これまでの薬害の経緯や，再発防止に向けた取り組み等を

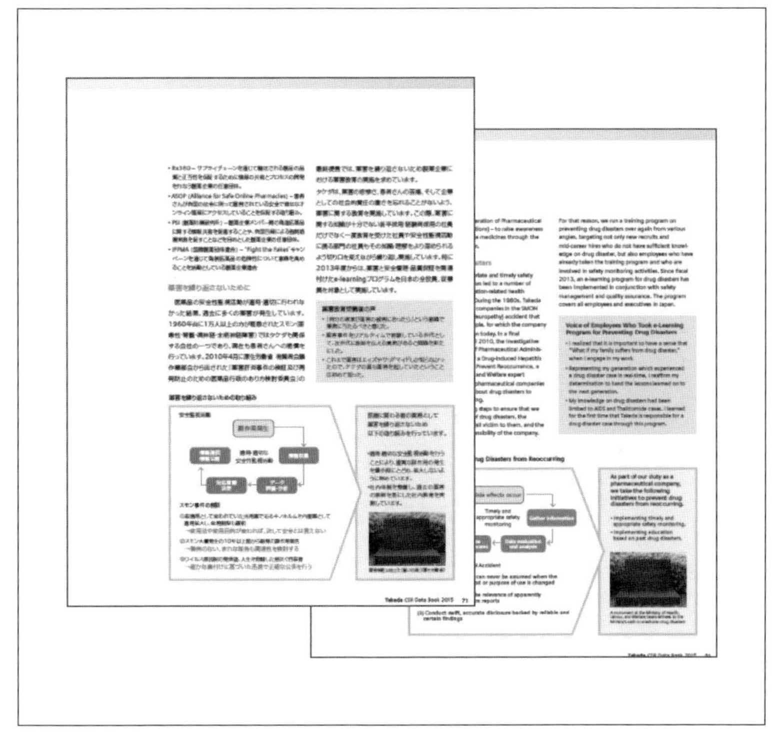

図8-1　2015 CSRデータブック

とりまとめ，情報としてお届けしています。

2　2014年度に実施した薬害教育e-learningの紹介

1）プログラムの導入

2014年度に実施したプログラム「知っておきたい薬害の知識と，武田薬品の安全管理と品質保証（2014年度版）」の内容を紹介しながら，当社におけるe-learningの実施状況について述べていきます。当社の薬害教育e-learningは，動画形式の教材を受講対象者がPCあるいはiPad上で学べるよう配信，提供しており，その受講期間は費用対効果も考慮して1カ月半と設定しています。まず，受講対象者（全従業員，役員）にはメールが届き，メール上のリンクからe-learningの画面にアクセスできるようになっています。社内には外国人など日本語より英語のほうが堪能な者も一定数いるため，e-learningプログラムは日本語版と，それと同じ内容の英語版を用意し，言語を選んで受講できるようにしています。

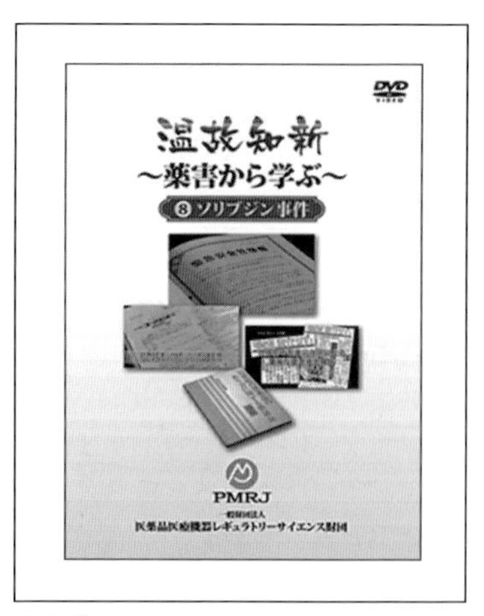

図8-2 2014年度の薬害教育DVD

2）コンテンツの紹介（薬害被害の歴史）

冒頭では，このプログラムを指導・実施する立場にある当社の総括製造販売責任者が，「薬害教育の必要性」を訴えるメッセージを全受講者へ向けて送ります。メッセージには「医薬品は主作用のみならず副作用も有するため，安全管理を適正に実施し副作用被害を最小限にすることが求められること」や，「過去には製薬企業が関係した『薬害』が発生し，その反省に立ってさまざまな法令，仕組みが整備されてきたこと」などが含まれます。全従業員，役員を対象とするため，受講者のバックグラウンドがさまざまであることから，一見当たり前と思われる内容もカバーするようにしています。

冒頭のメッセージに引き続き，市販の薬害教育DVDコンテンツを視聴してもらいます。DVDは『温故知新 ～薬害から学ぶ～』シリーズ（発行：医薬品医療機器レギュラトリーサイエンス財団）を使用し，2014年度は「⑧ソリブジン事件」を取り上げました（**図8-2**）。上記のとおり，当社のe-learningでは日本語・英語の両方で行っているため，英語版DVDも必要であり，同財団の協力により，英語版DVDを制作していただきました。

さらに，DVDコンテンツを補完し，なぜ薬害教育が必要であるのか，改めて念押しする形で説明を加えています（**表8-1**）。この章以降，受講者を飽きさせない工夫として，受講者に質問やメッセージを投げかけて，次の話題に進むようにしています。

次にDVDコンテンツを補完する形でスモン事件について説明しています。スモン事件は，武田薬品が深く関わった薬害であることを踏まえ，この不幸な薬害の経緯も薬害教育を通じて受講者に十分に認識してもらいたいとの考えからです。

ここでコンテンツの内容を紹介しながら，スモン事件の概要に触れることにし

表8-1 薬害教育の必要性

- 企業競争が激化する中，製薬企業のモラルがこれまで以上に求められる。
- 国民の生命・健康の安全を第一に，迅速な意思決定と行動がとられるべき。
- トップからすべての職員に至るまで意識改革する必要があり，GVP省令等に基づき実施が求められている教育訓練の内容として，「薬害教育」を必須項目とすべきである。

製薬企業の役員，従業員には「薬害教育」を受講することが求められています。

表8-2 スモンの症状

- 腹部膨満のあと激しい腹痛を伴う下痢が起こり，続いて足裏から次第に上に向かって，しびれ，痛み，麻痺が広がり，運動機能障害を起こす。
  - ・時に視力障害を起こし，失明にいたる。運動機能障害は回復することはきわめて困難。死亡することもある。
  - ・患者数：1972年頃の実体調査では11,127名

＊外用殺菌剤として開発され（1899年）特にアメーバ赤痢用内服剤として慎重に使用

ます。スモンとは，亜急性・脊髄・視神経・末梢神経障害（SMON, Subacute Myelo-Optico-Neuropathy）のことで，被害者には**表8-2**に示すような症状が発生します。

日本では1955年頃からこのスモン病が散発し，1970年にキノホルム製剤の発売中止となり投与が中止された途端，発生はほぼ止みました。このことからも，キノホルム製剤が原因であることがわかります（**図8-3**）。

われわれにとってこの薬害事件が非常に重要な理由は，周知のように当社がキノホルム製剤の販売に関与していたことです（**表8-3**）。若い社員の中にはこの事実を知らない者もいました。この事件について正しく理解することは今後も製薬企業の責任であると考えます。

次に，スモン事件の責任を，武田薬品を含む製薬企業はどのように問われたのか，スモン訴訟の経過を追って学んでいきます（**表8-4**）。さらに，現在もスモン訴訟に対する填補引当金を負債として計上（2014年時点で20億円）していることを紹介し，この薬害事件は過去のものになったわけではなく，患者さんは障害をもって現在も生きておられる事実を伝え，薬害防止への取り組みは欠かせないものであることを再度，強調しています。そして，再発の防止へと話を展開させていきます。（注：上述の計上額について，被害を金額に換算していると短絡的に誤解される恐れがあるため，現在はこの数字は薬害教育には使用しておりません）

スモンとは　SMON, Subacute Myelo-Optico-Neuropathy
亜急性・脊髄・視神経・末梢神経障害

- 日本では適用拡大，用量拡大（疫痢，大腸炎など）
- 1955年頃からスモンが散発
- 1967-68年頃にスモンが大量発生，社会の注目を集め「奇病」として恐れられた。
- 患者は重篤な症状と原因が不明であることから，感染症も疑われ，著しく差別された。
- 疫学調査により整腸薬キノホルムが原因と確定され，販売中止後，やがてスモンの発生は止まった。

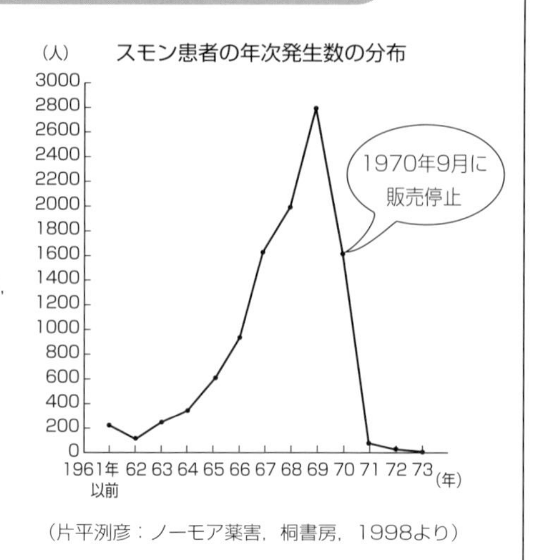

（片平洌彦：ノーモア薬害，桐書房，1998より）

図8-3 スモン事件の経緯

表8-3 スモン事件に対する製薬企業の責任

キノホルムの製造販売に関係した製薬会社	
社名	製造・販売
田辺製薬（当時）	製造 & 販売
チバガイギー社（当時）	製造
武田薬品	販売
他著名OTCメーカー多数	販売

表8-4 製薬企業の責任：スモン裁判の概要（金沢地裁の見解）

- 訴訟：1971年～1996年の間，全国33地裁，8高裁で争われ，原告数は合計7,561名に達し，和解によって補償を受けた被害者は6,489人，和解額は約1,423億円に上りました。
- 金沢地裁（1978年）は，製薬3社（田辺，チバ，武田）に対して「キノホルムの副作用について多くの警告を受けながら何らの措置をせず，大量販売，大量消費の風潮を助長した」と厳しく批判しました。

表8-5 **過去の薬害事件の教訓**

• 薬害は“遠い世界”の問題ではありません。いつあなたやあなたの家族が被害者になってもおかしくないのです。そして，ひとたび薬害が発生した場合は，原因究明には長時間を要すること，さらにその患者さんは身体的，精神的，経済的に長期間苦しむことを肝に銘じておいてください。
• またソリブジンの事例では関係者によるインサイダー取引も問題になりました。コンプライアンス違反はもとより，患者さんの安全より自己の利益を優先させる姿勢は決して許されるものではありません。
• 武田薬品の役員及び従業員は，過去の薬害事件の教訓に学び，今後二度と薬害を発生させないよう，タケダイズムに基づいて各自の立場で真摯な対応を行うことが求められているのです。

表8-6 **医薬品医療機器等法（旧薬事法）**

• この法律は，私たちの暮らしになくてはならない医薬品・医薬部外品・化粧品・再生医療等製品・医療機器（以下，医薬品等）の品質・有効性・安全性の確保や，優れた医薬品等の開発を推進することを目的とした法律です。

• 医薬品等の製造・販売・流通に関する規定はもちろん，医薬品等の表示・広告，薬局の開設に関する内容等についても定める法律です。医薬品等を取り扱う際にまず参照すべき，基本となる法律であるといえます。

• 「薬事法」として昭和35年に制定され，平成26年11月25日の改正をもって，「医薬品医療機器等法」*に名前が変更されました。

*正式名は「医薬品，医療機器等の品質，有効性及び安全性の確保等に関する法律」

再発防止を訴えるために，薬害事件が過去のもの・他人事ではないこと，発生した薬害は何より患者さんを苦しめること，を改めて強調し，またコンプライアンス遵守の重要性も示しています。そして再発防止に向けて，企業理念に基づき，各自の立場で真摯な対応を行うことを呼びかけこの章の結びとしています（**表8-5**）。

3）コンテンツの紹介（薬害再発防止への取組み）

次の章では，「薬害を発生させないための医薬品の安全管理と品質保証」として，法規制と社内体制について説明しています。前述のように全社員が対象であることから，まずは基本的事項の説明から始め，「医薬品医療機器等法」（旧薬事法）についても改めて説明しています（**表8-6**）。

2014年は改正された「医薬品医療機器等法」が発効した年です。まず，薬機法の目的を明示し，次いで受講対象者の必要性に鑑みて，改正点のうち特に重要な，次の2項をとりあげて説明しています（**表8-7**）。

①関係者各々〔国・都道府県，事業者（メーカー，販売業者，病院等），医薬関係者（医師，薬剤師），国民〕の責務と役割が明確化されました。

②「添付文書の届出化」が成文化されたことで，添付文書が重要なものである

との位置づけがさらにはっきりとしました。

さらに，医薬品の製造販売に関する安全性と品質管理に関して，製薬企業は製造販売業の許可要件として法令を遵守するとともに，①総括製造販売責任者，②安全管理責任者，③品質保証責任者からなる三役体制の構築が求められていることを説明しています（**図8-4**）。

具体的に当社では，**図8-5**の組織図に示す体制をとっていることを確認します。図中，細い線〈――〉が通常のビジネス上の報告が上がるラインを示します。一方，何か製品の安全性や品質に関して緊急な事態が起きた場合，安全管理責任者，品質保証責任者は，通常ビジネスの報告ラインとは別に総括製造販売責任者

表8-7 医薬品医療機器等法：本法の目的条項が適正使用に向けて大きく改正

- 医薬品医療機器等法の目的：医薬品等の品質，有効性及び安全性の確保並びにこれらの使用による保健衛生上の危害の発生及び拡大の防止のために必要な規制を行う。
  国，事業者，国民までその責務・役割が以下のように規程されました。

関係者	責務・役割
国・都道府県	必要な施策を策定，及び実施
事業者（メーカー，販売業者，病院等）	情報交換など必要な措置を講ずる
医薬関係者（医師，薬剤師等）	使用者，購入者への適切な情報提供
国民	正確な知識と理解に努め適正な使用

- 添付文書の届出化：添付文書等は，使用上の注意等を現場に伝える重要なものと位置付け，最新の知見が反映されておらず，国がリスクが高まると判断した場合，回収命令を出せるようになりました。

医薬品の製造販売に関する安全性と品質管理に関して製薬企業は，製造販売業の許可要件として以下の法令を遵守すると共に，総括製造販売責任者，安全管理責任者，品質保証責任者からなる三役体制を構築しています。

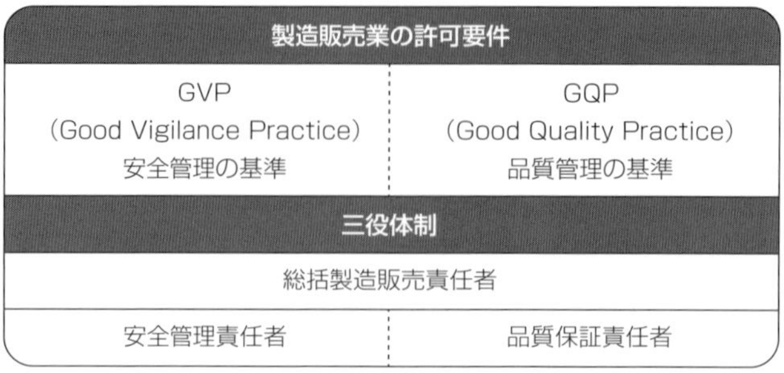

製造販売業の許可要件	
GVP (Good Vigilance Practice) 安全管理の基準	GQP (Good Quality Practice) 品質管理の基準
三役体制	
総括製造販売責任者	
安全管理責任者	品質保証責任者

図8-4 医薬品医療機器等法：法令に基づいた体制

に必要な情報を直接報告しければなりません（図中，太い線〈▨▨▨〉）。そのうえで，総括製造販売責任者は必要と判断すれば，直接社長に報告をします。そのため，現場担当者が見聞きした情報をすぐに吸い上げ，三役からの報告ラインによって，製品の安全性と品質に関わる取り組みや問題が，直に社長へ報告される仕組みになっています。これにより，迅速・柔軟に問題に対処できる体制を構築しています。なお，当社では一般用医薬品（OTC）については医療用医薬品とは別に安全管理責任者，品質保証責任者を置きますが，総括製造販売責任者は1名とする体制としております（**図8-5**）。

薬害教育プログラムのエンディングでは，薬害を断じて発生させないため，「医薬品医療機器等法」をはじめとした法令の遵守を，再び強調して訴えています。また学習のまとめとして，ここまでe-learningで学んできたことのふり返りと，さらなる理解を促しています（**図8-6**）。e-learningは，そのプログラム内容の性質上，毎年大きく変わるわけではありません。受講者の興味を保つために，プログラムで取り上げる薬害教育DVDのコンテンツは毎年変えており，また，年度ごとにサブテーマを設定するなど変化をつけています。

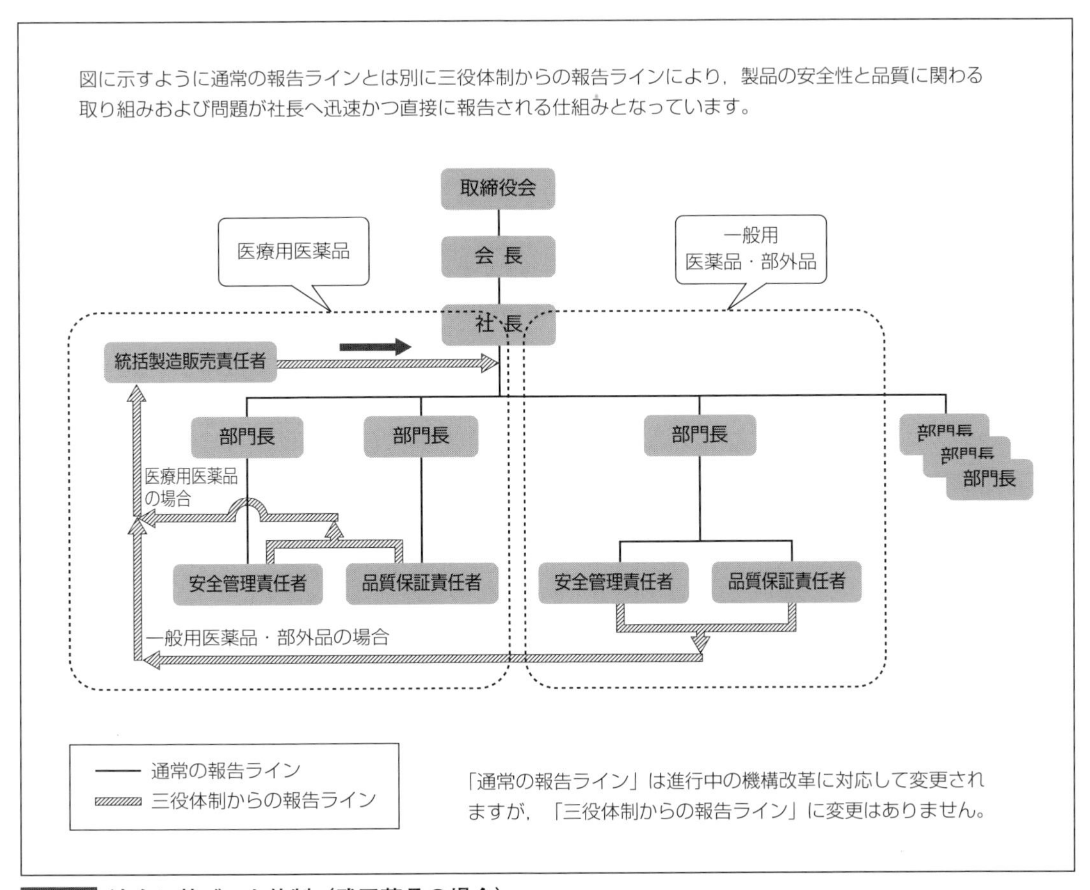

図8-5 法令に基づいた体制（武田薬品の場合）

はじめに

「薬害」再発防止に向けた国や製薬企業の取り組み，薬害教育の必要性

ソリブジン事件から

新薬市販直後の安全性確保の重要性
インサイダー取引を含むコンプライアンス遵守の重要性

スモン事件から

タケダイズムに基づいて患者さんを第一に考え，真摯な対応を行うことの重要性

薬害を発生させないための医薬品の安全管理と品質保証

薬害のような事態を招かないため，また顧客満足を実現するため，法令を遵守し，製品の安全性と品質保証を確保している。

図8-6 学習のまとめ

3 2014年度e-learningアンケートによるふり返り

2014年度のプログラムでは，e-learningの最後に簡単なアンケート協力を求め，その結果を受講者にフィードバックしました。2014年度の受講率は94%でしたが，100%を目指しさらなる改善を進めています。

ここでは，とりまとめた結果をグラフで示すとともに，自由コメントとして寄せられた中から関連するコメントをピックアップして紹介していきます。なお，コメントの中にはやや思慮・配慮が足りないと思われる箇所もあるかと思いますが，受講者の率直な意見に触れて薬害教育の資とするため，そのまま提示することをご容赦ください。

【問1】製薬企業がなぜ薬害教育を実施する必要があるか理解することができた（図8-7）

大多数のものが「そう思う」，「強くそう思う」と回答しています。e-learningは今年で3年目になりますが，薬害教育を継続実施していくことにより，理解が深まっていくものと考えています。

以下は，問1に関連するコメントの紹介です。

＜印象的なコメント＞

・薬害事件をリアルタイムで経験している世代として，次世代に教訓を伝える責務があると認識を新たにした。
・「自分の家族が薬害の被害にあったら」という意識で業務に当たるべきと感

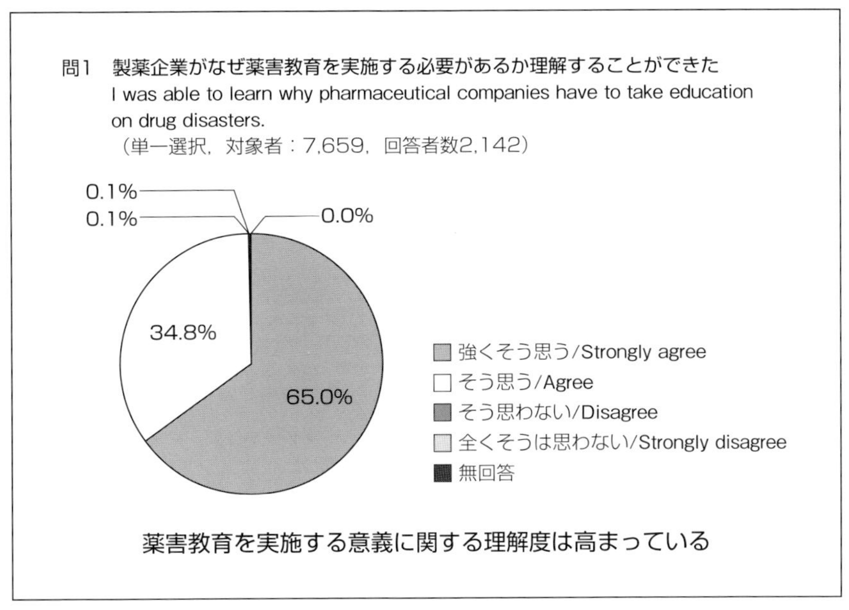

図8-7　アンケート結果【問1】

じた。
・これまで薬害はエイズやサリドマイドしか知らなかったので，タケダの薬も薬害を起こしていたということは初めて知った。

【問2】コンテンツの情報量は適切だった（図8-8）

プログラムはほぼ専門的な内容であり，さらにDVDを視聴するため，標準的な受講時間は1時間弱となりました。業務時間を割く必要があるため，長すぎるという意見も予想していましたが，それは一部にとどまり，大多数の人は必要十分との回答でした。逆にいえば，1時間程度の実施を前提にプログラムをデザインする必要があるのかもしれません。

＜印象的なコメント＞
・コンテンツをもう少し区切って頂けると有り難いと思います。
・簡単な理解度確認テストがあると良かったと思います。
・可能であればナレーションはすべて入れていただけるとさらに理解が深まると思いました。
・音声無しのコンテンツについて，表示時間が冗長な場合と，すべて読み終えないうちに消えてしまうものとが混在していた。
・ところどころ「疑問」を投げかけられているのが良かった。これにより，自分自身の考えと，正解とを比較することができ，より効果の高い教育を受けられたと感じた。

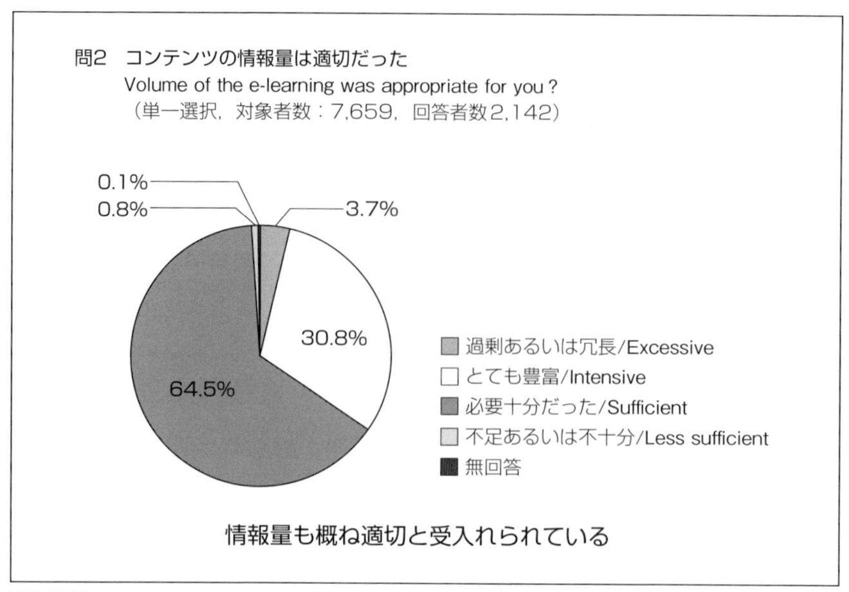

図8-8　アンケート結果【問2】

【問3】興味を持った内容（図8-9）

興味を持った内容としては，約半数の人がDVDパートを挙げており，動画・音声の受講者への訴求力は大きいことを感じました。加えて，当社も深く関係したスモン事件を取り扱ったチャプターも，深い関心をもって視聴され，強いインパクトを与えたと推察しています。

ソリブジン事件に関するコメントでは，比較的最近起きた事件でもあり，MRとして現場で経験した生々しい体験も語られ，当時をふり返る印象的な回答も多数寄せられました。このような体験をこれからどう薬害教育にフィードバックし，社内で共有して活かせるかは今後の課題であると考えています。

また，当時現場で触れていた人でさえ，その経験・記憶は時間とともに薄れていくことがコメントからもわかり，それらをまた新たにする意味でも教育プログラムが必要であると感じています。スモン事件についてのコメントでは，当時を知る者の経験も寄せられ，われわれの向き合っていくべき課題がまた浮かび上がってきます。

薬害はこのような取り組みの手を緩めた瞬間にも起こりうるので，継続して教育していくことの重要性を再認識しました。

＜印象的なコメント＞

(1) ソリブジン事件に関して

・ソリブジン事件は武田薬品にMRとして入社し，数年後に起きた事件であり，ソリブジン販売メーカー以外にも，併用された抗がん剤メーカーのMR

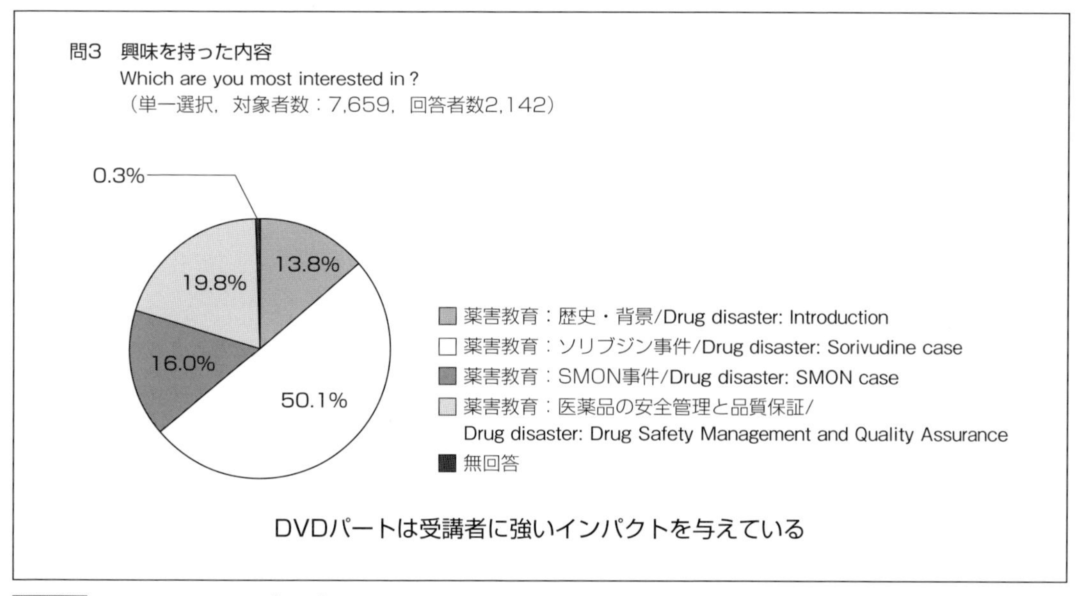

図8-9 アンケート結果【問3】

も総動員して情報活動が実施されたが，対応も遅く後手を踏んでおり，販売メーカーだけでなく，処方した医師も患者及びその家族から非難を浴びていたことを記憶している。

・ソリブジン事件の問題が発表された当初，当該企業のMRが車の会社名を白ペンキで消し，肩身の狭い様子で，医療機関を訪問して医師などに説明をしていたことを思い出しました。医師から罵声を受けていた場面を見たことがあり，（中略）自分たち自身が，そのような状態に陥ることのない，安心・信頼される企業／組織になっていくことの重要性を再認識しました。

・自分自身，ソリブジン事件の際はMRとして現場で活動していたため，同事件を取り巻く業界や社会に動向には注目していましたが，やはり時間の経過とともに認識が薄れていきます。そういう点でも社内での薬害教育は非常に重要であり，製薬会社の一員として日頃から薬害問題を認識して活動していきたいと考えます。

・過去の薬害事件を教訓に，今日では法律や薬事行政のしくみ，企業体制などがレベルアップしているので，同様の問題は今後そう滅多に起こるものではないだろうとの印象を持っていましたが，改めてソリブジン事件の経緯をレビューするにつけ，今でも十分起こりえるものだとの認識を新たにしました。

・特にソリブジン事件については，家族が抗がん剤治療中に帯状疱疹になった経験があったので，単独では効果的な薬が併用することにより恐ろしい結果を招くことを知り驚きました。このようなことは処方薬だけでなく，市販薬

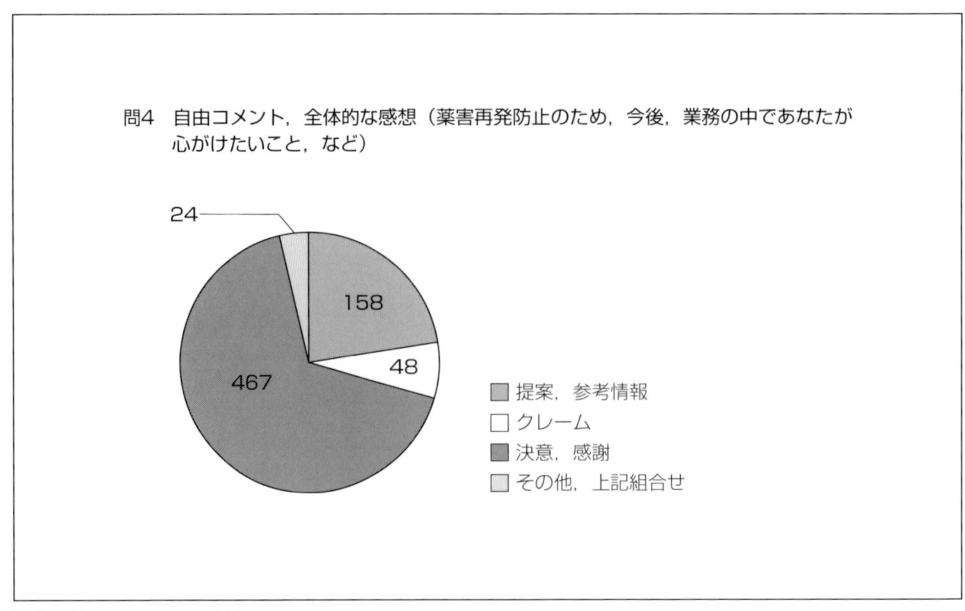

図8-10 アンケート結果【問4】

の併用によっても起こりうると思われます。

(2) スモン事件に対するコメント

・祖母がスモンで亡くなりました。当時は，奇病といわれ，感染するとの噂が飛び回り，入院中も誰も看病しなくなり，亡くなりました。その後も訴訟の賠償金の支払いをめぐって親戚が不仲になりました。私にとっては，まったくいい思い出はありませんが，教科書的に済まされることではないと思います。

・以前にスモン訴訟のニュース動画を見せられた事があります。自分達の先輩達が苦労している姿を見て我が事として捉える事が出来ました。風化させないよう，世界の人々にも共有し，共感するべきだと思います。

・スモン事件は，福岡支店に勤務されていた先輩から，デモ隊が支店の周りに殺到し，会社に入れず倒産するのではないかという危機感を強く感じたと言われた事を思い出しました。

【問 4】自由コメント（図8-10）

e-learningは，総数約7,500名の人を対象にしており，アンケートへの回答は任意としましたが，500名ほどの人が自由コメントへ回答を寄せてくれました。そのうち6割が薬害防止に対する決意やプログラムに対する謝意でした。また，提案や参考情報もありました。一方，e-learningプログラムへのクレームとしては，「動画が重い」，「見られない」など，配信に関するものでした。データ量の大きいコンテンツの配信は技術的に難しく，事業所によりネット環境も一定ではないため，e-learningの配信を担当する業者との連携も踏まえ，毎年，少しずつ改善していく必要があります。

＜印象的なコメント＞

・薬害に関しては被害者の方が実際に製薬メーカーに対して新人導入教育等で講演を行うなどの取り組みを行っているところもあるようです。機会があればそのような方々のお話を直接聞くことも，新人教育等には非常に有効ではないでしょうか。
・過去の事例から学ぶことは多くあると思います。製薬会社として，このような安全性，品質など改めて考える機会は非常に重要です。定期的に繰り返し今後も実施してくべきです。

4 今後の課題

e-learningの実施も3年目を迎え，継続してやっていく体制が整いつつあります。このような状況を前提に，中期計画を立て，1年ごとのスパンで，この年はこの事件を取り扱う，次の年はこの事件を取り扱うといったように，長い目で見た計画も必要になってきました。

アンケート結果からも見られるように，貴重な記録映像を含み，音声も提供されるDVDパートはインパクトがあり，プログラムの中でも重要な位置づけにあります。2015年度の薬害教育DVDは『温故知新 ～薬害から学ぶ～』シリーズ（発行：医薬品医療機器レギュラトリーサイエンス財団）の「薬害肝炎事件」をメインに据え，薬害再発防止の具体例を盛り込みながら実施しました。

また，アンケートの回答にもありましたが，e-learningを全社向けに年1回行うだけでなく，業務として医薬品の安全性に関係する部署には，もう少し深い内容を提供していくことも議論している状況です。今後，薬害を発生させないために，企業理念に基づき，さらに薬害教育の充実に取り組んでいく考えです。

Profile

武田薬品工業（株）信頼性保証総括部 主席部員　**正札 研一**

循環器・動脈硬化の創薬研究職を経て2011年より現職。偽造医薬品対策を含む医薬品の品質および安全性リスク低減に向けた全社的取り組みに従事し，2013年より薬害教育に関する社内e-learningプログラムを担当している（理学博士，経営学修士）。

第9章 Quo Vadis? 医療はいまどこへ向かおうとしているのか
―薬害の歴史を逆行させないために―

医療法人社団相和会横浜ソーワクリニック・横浜総合健診センター 院長 別府 宏圀

◆ はじめに：Quo Vadis?

“Quo Vadis?”（クォ　ヴァディス？）とは，キリスト教徒への迫害の厳しくなったローマから去ろうとしたペテロが，逆にこちらに向かって歩いてくる，死んだはずのイエスに行き会います。そのときペテロは，「Quo Vadis?」（「主よ，どこに行かれるのですか？」）と尋ねます。

映画の題名にもなった，有名なラテン語のフレーズ“Quo Vadis? ”という言葉を，私は今，医療と医薬品に対して投げかけたいと思います。「正しい道を逆行させないために」という願いをこめ，本講ではまず，英国の精神薬理学者，デイヴィッド・ヒーリーからの警告を，彼の著書をもとに紹介していきます。また，この本の内容と，最近の重大な副作用事例を絡めて述べます。

1 ヒーリーの警告

デイヴィッド・ヒーリーは，精神科治療薬開発のオーラル・ヒストリー研究の第一人者です。精神薬理学について多くの人々の話を聞き，それをもとに3冊の本を出しています。有名な本ですが，残念ながらまだ日本語には訳されていません[1-3]。

彼は精神薬理学の基礎研究や臨床試験の専門家であると同時に，優れた精神科医でもあります。精神医療の現場について彼が書いた本に，『抗うつ薬の時代』[4]，『抗うつ薬の功罪』[5]があります。それらの中では，精神医療の変質と薬害について，非常に勇気のある提言を行っています。そんな彼の有名なエピソードに「トロント事件」があります。彼はその業績を買われ，トロント大学に教授として招聘されました。ところが着任する直前に彼が行った講演で，薬の世界が抱えている内部問題，たとえば医薬品業界のゴーストライティングの問題等を率直に話しました。その後突然，大学への着任を拒否されます。大学の一大スポンサーである製薬会社から圧力がかかったと一般には言われています。そのようなエピソードもあるくらい，業界から言えば好ましからざる人物の一人とも言えますが，その素顔は非常に穏やかで紳士的な人です。

ここで詳しく紹介したいのは，彼の最近の著書『ファルマゲドン―背信の医薬』[6] という大著です。その内容は，医学研究や医療そのものまでも，企業の戦略のなかで，大きくその道筋を変えようとしている状況に警鐘を鳴らすものです。

ここに，本書の第4章の小見出しの言葉を書き出してみましょう。

①科学を装う：生データと抽出データの乖離

②機械の中の幽霊：ゴーストライターの関与

③科学という巣に産み付けられたカッコウの卵：データへの全面的なアクセス権を保証することが重要だが，データの除外・隠蔽，情報操作が加わると，科学とは正反対の販売促進に荷担することになる

④利益相反を超えて：利益相反，すなわち悪という立場はとらない

⑤鏡の国のアリス：一流医学誌・科学雑誌もまた巨大製薬産業の支配下に

⑥サイエンス・エクス・マキナ

これらは現実を見事に表現していると言えましょう。③などは，良い薬をつくって社会に貢献しようとしている企業人にとってはいささか神経を逆なでされる言葉かもしれませんが，よく読んでいくと，やはり警告の書であることが実感できると思います。④では，いわゆる利益相反は「悪」であるという立場はとってはいませんが，一方では，⑤「鏡の国のアリス」にあるように，一流の，いわば世の中から認められている優れた雑誌といえども，実は巨大製薬産業のプレッシャーの下にあることを書いています。たとえば彼に原稿依頼が来て執筆したにもかかわらず，その原稿を届けると，「これは載せられない」と言って来た。修正を何度も促されて直した挙げ句，掲載されず，結局は他の雑誌に投稿したというエピソードもありました。原稿の掲載を拒むのは雑誌社のお抱え弁護士です。法律家が，「それはちょっと危険だから，やめておいたほうがいい」「ここを直したほうがいい」と，自己規制を行うのです。体験に裏打ちされた人の言葉であるからこそ，内情がひしひしと伝わってきます。

2 医療の現状と将来に対する重大な懸念

この本で訴えているのは，「医療の現状と将来に対する重大な懸念」です。

たとえば，

①誇張された医薬品開発コスト，ブロックバスター，潤沢な資金によるロビー活動，医師，コメディカル，患者をターゲットにした派手なプロモーションなど，さまざまな手段を用いて成長戦略を展開してきた製薬産業

②これらの懸念を展開した論説や主張は多いが，医療・医学は根本的にはまだ健全と信じられている

③そこには，“科学”という塁壁に守られているから健全であるという思い込みがあるためだが，既に変質や崩壊の兆しが見られる

ということです。

医薬品開発コストには，そんなに莫大なお金がかかるはずはなく，開発費以外に使う部分が大きいからそうなる，と彼は言います。

また，ブロックバスター，つまり売れ筋の薬についても言及しています。最近では年商1千億円くらいの大型な新薬が出てきていますが，そのような製品が一度出れば，次のブロックバスターをねらうことは会社の経営サイドでは1つの戦略として当然かもしれません。しかし，そのような環境のなかで，医療の本質を求める目や，世の中ではどのような薬が必要とされているのかという視点が曇らされてしまい，どちらかというとプロモーション寄りになり，どれだけ利益が上がるかに関心の比重が傾いてしまっているのではないか，と言います。

私自身も医療の現状に対して，強く危惧するところがあります。本当に一人ひとりの患者と向き合っていた医療はどこかに行ってしまい，エビデンスやガイドライン等が一人歩きしている現状に対して，大きな違和感を覚えているのは私だけではないでしょう。このような状況に対して不安を感じてないとすれば，それはまさに，“科学”という塁壁に守られているから健全だ，という思い込みがあるためではないでしょうか。

3 医薬品開発とマーケッターの介入

1960年代から1980年代，医薬品開発にはたいへん大きな潮流変化がありました。マーケッターの介入です。医学的必要性よりも，どちらかというと市場戦略が優先されるような仕組みが構築されてきてしまったのです。

ちなみに2015年，ノーベル医学生理学賞を受賞した大村智氏は，本当に泥臭い仕事の中から新しい物質を発見しました。この時代に大村氏がノーベル賞を受賞したことには非常に大きな意義がありますが，氏のような仕事が希有なものとなってきているのが現状です。

たしかに薬の開発は，そう簡単なものではありません。とはいえ，ヒーリーが指摘する「ニッチ産業」的な薬をねらう傾向が出てきていることは否めません。たとえば，繊維筋痛症や慢性疲労症候群など，どちらかというと名前だけがポピュラーになっていて実体がはっきりしない症状があります。もちろんその中には，中核となる患者さんがいます。しかし，非常に漠とした症状に効くことを目的とした薬を何か特定して，これは効くというデータを出して戦略に乗せるようなことは，薬の開発の王道とは言えません。

1つの事業を展開する以上，利益はもちろん大事です。しかし，何となく全体

が商業戦略の方向に傾きかけている状況のなかで，たとえばリスク最小化やRPM（医薬品リスク管理計画）などさまざまな言葉や概念が出ているものの，変化した潮流そのものを修正していくのは簡単なことではありません。われわれは初心に帰り，医学や薬に対して，人々がどのような期待をもっているかにきちんと向き合い，それを一人ひとりが胸に問うていくことが大切なのではないかと思います。

医薬品開発において事業の中に市場の専門家を入れることは，企業が利益を上げていくためには確かに必要なことだったのでしょう。けれども，マーケッターが介入するようになってから，医薬品開発は少しずつ，次のような変化をしていきました。

①臨床研究に対する政府からの資金提供削減
②医師・医学研究者の急増　→　アカデミアの地盤沈下
③臨床試験実施場所の拡散と移動　→　臨床試験受託機関（CRO），メディカルライティングも外注

①のような状況は，米国も日本も同様です。本来ならば国がきちんと研究に投資すれば良いことを，小さな政府を目指すために企業に押しつけている傾向があるのです。そうなると，うまくデザインされたランダム化比較試験なら，どこが資金を出そうが大差はないことになります。また，承認を受けるべく製薬業界が多くの研究助成を行っています。すると，さらに業界側に負担を求めればよいという方向に向かいます。

これでは，あまりにも安易です。もちろん産業としての発展は必要ですが，国が行うべき開発やチェックを怠れば，当然のことながら流れはおかしな方向に向かいます。

②のような状況はたしかにあり，この半世紀で医師や医学研究者はずいぶん増えました。しかし，逆にアカデミアは地盤沈下を起こしています。きわめて狭い領域の専門家はいるものの，医療全体を見渡して，広い見識でものを言える医師や研究者はどれだけいるのか，非常に気がかりな状況です。

③については，臨床試験は既にビジネスになっていますから，臨床試験受託機関（CRO）によって変質していく部分がどうしても出てきます。また，CROに所属する，学位もあり方法論も身につけた人達がメディカルライターとして論文の下絵を書きます。それと同時に著名な学者の名前を冠して発表する，いわゆるゴーストライティングが行われるようになってきています。学会の発表においてすらそのような傾向が少数ではあっても出てきているのは，たいへん嘆かわしいことです。

4 医薬品開発の歴史と時代の移り変わり

1）セレンディピティとブロックバスター

図9-1は，まだ“良き時代”の，米国における医療行政政策の展開と粗死亡率の推移です。政府の施策や新しい薬の登場とともに，粗死亡率が見事に下がっていることが見てとれます。予防接種支援法が議会を通過するなど社会的環境も整ってきて，死亡率の低下に大きく寄与しています。しかし，ペニシリンやさまざまな医薬品が登場してきたことで，死亡率低下が加速してきたことは確かです。

とはいえ，そのように素晴らしい薬がうまい具合にたて続けに出てくるわけはありません。薬は過去の歴史をみても，地道な泥臭い仕事の中から，セレンディピティ，いわば幸運に助けられて発見されてきたものです。その幸運を広げていくことには企業の力も関わってきますが，莫大な資本を投下したからといって，一朝一夕に出てくるものではありません。さらには，いったんブロックバスターの味を覚えた企業は，次の年も同じ利益を維持することが求められるようになりますから，どうすれば売れる薬をつくれるかという方向に傾かざるを得ないでしょう。

2）医療・医薬品と移り変わる時代

表9-1は，臨床医学・薬学上のエポックメーキングである出来事を概観しています。

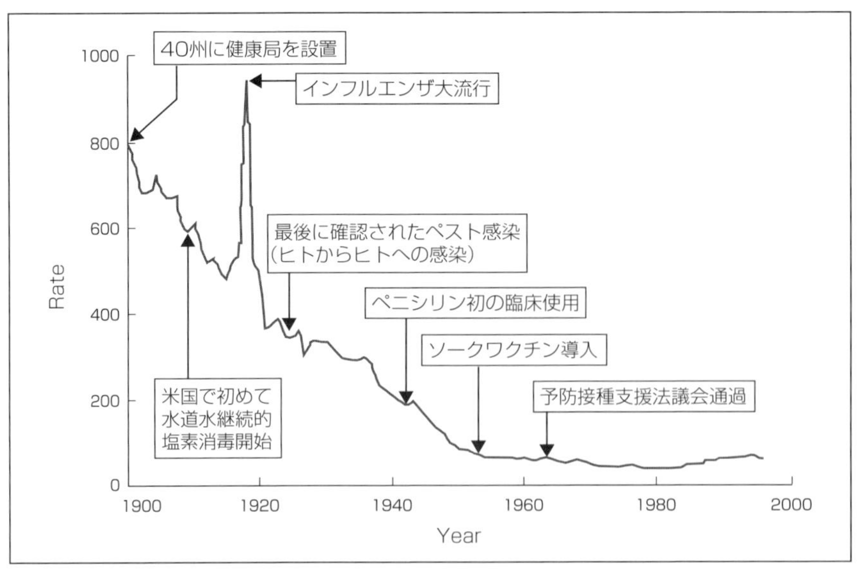

図9-1 米国における粗死亡率（/10万人・年）の推移（1900～1996）

1947年，ヒルが最初のランダム化比較試験を行い，これ以降，EBM（evidence based medicine）の芽が出てきました。1990年には，ICH（日米EU医薬品規制調和国際会議）が発足します。そして1993年，コクラン共同計画（Cochrane Collaboration）が発進し，チャーマーズが英国コクランセンターのセンター長となりました。これらの事象とともに，いわゆる経験の科学であった医学が，次第に変質していきます。

一方，日本を見ると，かつての“三「た」論法”（使った，治った，効いた）という単純な論法から，より科学的な方向へと社会をリードしていった先人がいます。その先人達が臨床薬理研究会を発足させ（1969年），日本臨床薬理学会へと育て上げ（1980年発足），当時の日本の臨床試験をいかに改善していくか，まじめに取り組んでいた時代がありました。1999年，イデアフォー（乳がん体験から医療を考える市民グループ・乳がん患者会）が，乳がんの臨床試験に関する患者からの懸念をランセットに投稿しています。これは患者側からの発信ということで，非常に画期的でした。

ところが，“時代は変わった”のです。医療の変質は，イレッサの登場とともに姿を現してきます。2002年，イレッサは優先審査が行われ，早期に承認されるのですが，これによる被害が多発し，訴訟が行われました。しかし結局は，わ

表9-1　海外と日本における臨床医学，薬学上のエポックメーキング

海外	日本
1947：最初のランダム化比較試験（Hill AB）	1950～ 2施設，計60例以上の治験で認可 三「た」論法（使った治った効いた）
1962：サリドマイド禍→Kefauver-Harris医薬品改正法 1972：「効果と効果」（Cochrane A）	1969：臨床薬理研究会（砂原茂一）
	1980：日本臨床薬理学会発足
	1989：旧GCP導入
1990：ICH発足 1993：コクラン共同計画 臨床試験に患者参画の必要性を説く（Chalmers I）	1995：日本薬剤疫学会発足 1998：新GCP 1999：乳がん臨床試験に関する患者からの懸念（LANCET）
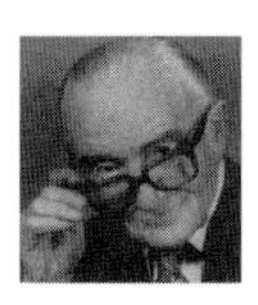 2001：DIPEx-UK	2002：イレッサ迅速承認とこれによる被害続出 2004～：薬害イレッサ訴訟
2009：Healthtalkonlineに臨時試験体験者の語り	2009：HPVワクチン承認，接種開始後種々の副作用を訴える被害者続出

れわれが期待したほどには物事は動いていきませんでした。

イレッサ以前には，薬害事件を経て日本の医療行政，企業の姿勢は劇的に改善されていきました。これからは安全でいい薬が出てくると期待がふくらんでいたところに，いつのまにかこれを儲かる産業にしたいと考える人々の思惑が陰を落とすことになります。イレッサ事件については，後述します。

2009年にはHPV（ヒトパピローマウイルス）ワクチンが承認され，接種開始後にさまざまな副作用を訴える被害者が続出しています。このことについても後述します。

3）臨床試験の移り変わり

▶古き良き時代の臨床試験

1950～1960年代に遡り，"古きよき時代"の臨床試験の特徴を見てみましょう。

①企業は医学者に新たな化学物質を提供し，医学者は臨床試験のデザインおよび実施に責任をもつという役割を守っていた

②医学者は，データの収集・分析・解釈を自ら行い，データ書類の保管もその責任下にあった

③医学者は，研究費を得る方便という側面もあったが，新薬が医学という科学を前進させるという信念を持ち，事実こそが報酬であった

④試験実施後の会議・シンポジウムでも，薬物治療の有害性の検討に十分な時間が費やされた

▶ビジネス化した現在の臨床試験

一方，ビジネス化した現在の臨床試験の特徴を次に挙げます。

①大規模な多施設共同研究

②CROの担当者が各施設からデータを収集し，本拠地でそれを統合する

③患者カルテに記載された事象や調査結果は，一定の作用リストの中から，あらかじめ決められた項目のコード名のもとに分類され，集計し，表形式にまとめられる。学術研究者が生データに触れる機会はほとんど失われ，実態の乏しい数字が一人歩きする。

④被験者募集の場所・方法も変わる

コード名での分類とは，具体的な症状や患者個々の訴えを記述するのではなく，コードごとに分類するのです。これはコンピュータで処理するうえではきわめて効率が良い方法かも知れません。しかし，その過程で脱落する情報が必ず出てきます。こういうことに対して昔の臨床家であれば必ず異を唱えました。情報をデータ化し，集め，処理した後では，だれに託しても同じことですから，丸投げにしてもかまわないという気持ちが起こるのは，ある意味，仕方のないことかもしれません。しかし，本当に対象に向き合う臨床薬理の研究者が少なくなってきているのも，否めない事実です。

CRO（contract research organization:医薬品開発受託機関）は決まったルールによって効率的に処理していくことには長けています。しかし，そこから少しはずれた，異なった表現の副作用やさまざまな事象が起きた場合に，それに対して適切な判断ができるかというと，そうではありません。その1つの例がHPVワクチンです。

治験の被験者募集の方法も様変わりしています。治験実施施設を単なるケースを集める場所としか見なしていないような向きもあり，しかも日本国内では治験がなかなかできにくくなっています。これは欧米も同様の状況であり，被験者の募集先は東欧やアフリカ，アジアに向かっています。そこにどのような危険があるのかについては，あまり真剣には考えられていないように思われます。

5 科学の変質はどのように進んだのか

ランダム化比較試験（RCT）とエビデンスに基づく医療（EBM）が最初に登場したとき，それは現在使われている薬や治療法の有効性・安全性を客観的に検証するための画期的な方法として期待され，熱狂的に迎えられました。私自身も非常にこれを高く評価していました。というのも，使われている薬や治療法の有効性・安全性を客観的に検証するための画期的な方法であると信じたからです。

ところが現在，RCTやEBMはその中身が分析されないまま，企業は自らに都合の良いデータがあればピックアップしてプロモーションに使用しています。逆に，不都合なデータは秘匿することもあります。RCTやEBMは本来，科学を科学たらしめようとして出てきた手法ですが，実際には科学に逆行し，方便として流用されている状況が見受けられるのです。

また現代の医師は，製薬企業が意図的に選んで差し出す試験論文と，形骸化したガイドラインの虜になって，目の前にいる患者に起きていることに気づきにくくなっている傾向があります。

ガイドラインには，きわめてよくできたものもあります。しかし総体的な見方をすると，ある意味，医学界の逃げ道に使われている感があります。ガイドラインに沿った治療でなかったら訴えられるかもしれない状況があり，「このような患者にはこの治療」と，機械的に治療を提供しています。しかし，そのように確定的な結論を一意的に出せるほど，現在のエビデンスは整理されていません。むしろ迷いながらも第二，第三の選択肢を残し，そして患者を直接診ながら選んでいくことが医師の務めです。

医療とは，ガイドラインに従ってオートマティックな流れに乗るようなもので，はたして本当に良いのでしょうか。医師と患者が向き合うところで，迷いながらも最善の選択をしていくことが医療であって，その過程を省いてしまうことは言ってみれば医療という仕事の放棄にほかなりません。いまや医者は処方することによって薬を販売する，販売人に成り下がっているかもしれないという感じさえします。

6 “エビデンス”の本質とは？

1）“エビデンス”の操作

図9-2は，ある有名な新薬が承認された時，その効果を示すものとして使われたグラフです。承認された新薬，標準薬，プラセボの3つの効果を比較していますが，当然，新薬の「改善」の割合は高くなっています。しかし，よく見ていくと，「やや改善」の割合が約40%を占め，「著明改善」は10%にも届きません。「○千人を対象にした臨床試験で証明された薬です」と言われたら，患者は自分にも効くと思うことでしょうが，幸いなことにこの薬はある時期を経て，市場から撤退していきました。

このように試験本来の目的を忘れて，単に統計的検定で$p < 0.05$なら有効性が証明されたと考える人々には，恣意的操作で都合のよい結果を導き出すのは容易なことです。もし，それも難しければ，効能を他の疾患に変更して再び検証すればいいのです。まさに，ニッチ産業的なあり方ですが，ニッチ産業が日常になっては困るわけです。

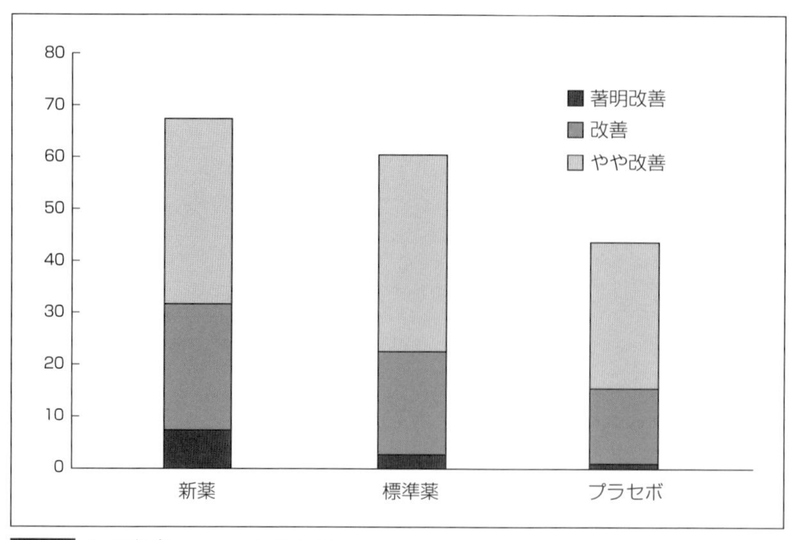

図9-2 “エビデンス”の本質とは

2）エビデンス階層構造の魔法

コクラン共同計画のエビデンスの階層構造を**図9-3**に示します。

私自身は，コクラン共同計画のきわめて初期に参加し，文献を読み，それをまとめる仕事に携わりました。そのとき，文献の読み方によってまったく異なるアウトカムが出てくることをつくづく感じました。1つの文献をきちんと読み込み，どこかに怪しいところがないかを見きわめていくわけですが，臨床試験論文の中には重複発表されているものもあり，それを見分けるのに半分以上の時間を費やしました。それをシステマティック・レビューにまとめるのは，本当に最後の仕事です。

ところが，日本でいわゆるガイドラインとして使われているシステマティック・レビューを見ると，ほとんど機械的に内容をつまみ上げて，臨床試験の結果をまとめているに過ぎないものがあります。臨床試験の中にはかなりいい加減な内容のものも含まれていますから，機械的にまとめれば理屈に合わない結果が出ます。このようにしてつくられたシステマティック・レビューと，きわめて優れた1人の臨床家が丹念に行った臨床試験のケーススタディとを比べたら，後者のほうが優れていると思うことがよくあります。

ですから，ここでも臨床家は，エビデンスという魔法の言葉に引きずられて，自分達の役割をすっかり見失っています。

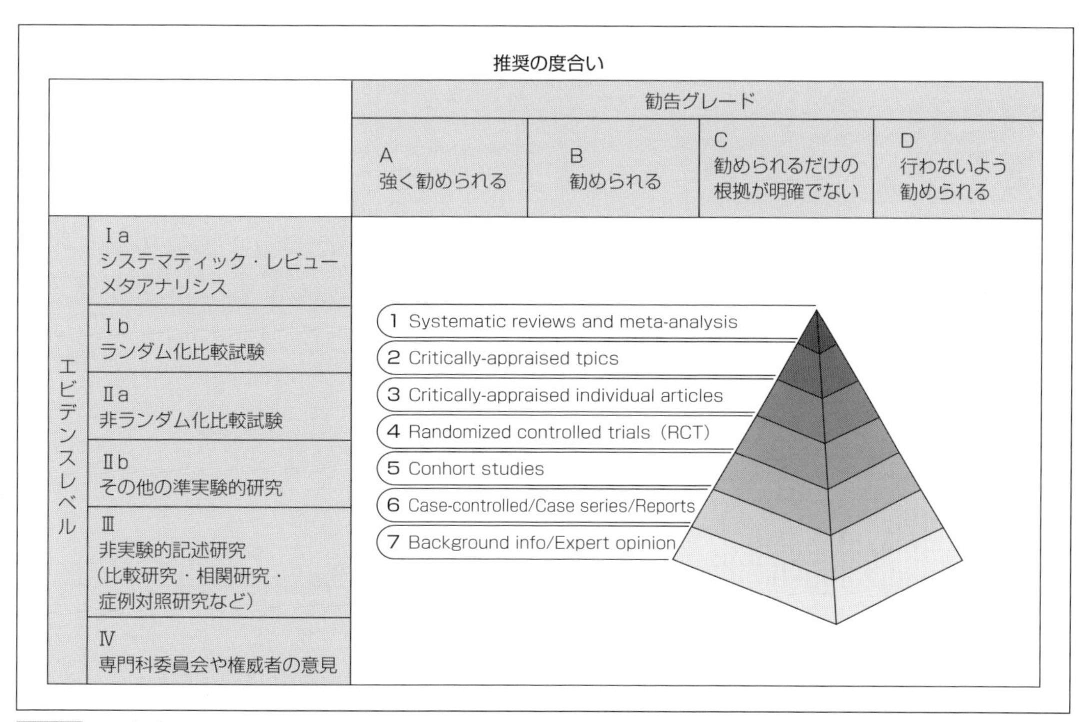

図9-3 エビデンスの階層構造

7 薬害イレッサ

1）生かされなかったソリブジンの教訓

図9-4は，イレッサ服用後の急性肺障害・間質性肺炎の副作用報告数と死亡例の推移です（2002~2011年）[7]。死亡例の発生が止まず，長い年月，起き続けていることが，グラフの右方への延びで見てとれます。これは副作用に気づいたときに，しかるべき態勢をとらなかったことの表れです。この間，国は裁判のために自分達に有利なデータを提出することに熱心であったため，実際にストップをかけたり，使用を限定したりということは行われなかったのです。

ソリブジン事件（1993年発生）は発売開始から2カ月で15人の死者を出し，世間を大きく騒がせました。しかし，それがまったく教訓とはならず，イレッサ事件が再び起こりました。行政の，そして学会重鎮達のミスリードによって，800例を超す死亡者を出したのです。しかし，裁判で争った結果，驚くべきことに原告の勝訴とはなりませんでした。ここにも医療の変質を見ざるを得ません。

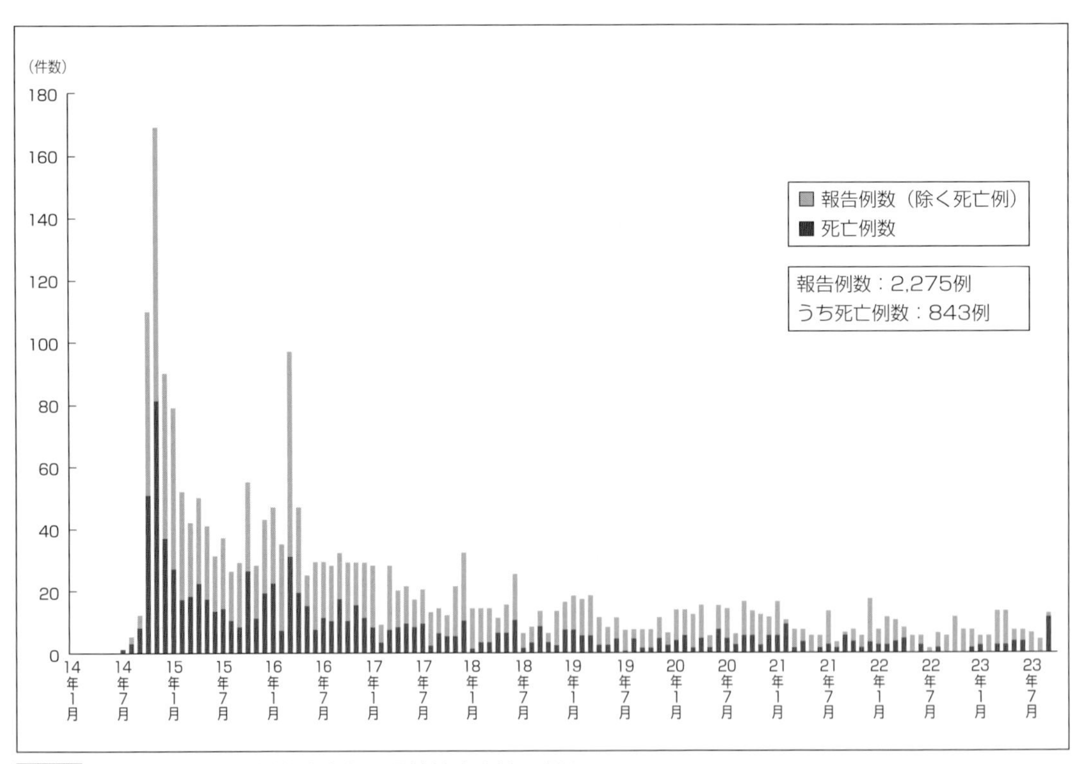

図9-4 イレッサ服用後急性肺障害・間質性肺炎等に係わる副作用報告および死亡例数の推移（2002～2011年）（報告月別集計[7]）

2）分子標的治療薬という名称が与えた誤解

イレッサは分子標的治療薬です。しかし，この「分子標的治療薬」という名前が与えた誤解が，その後に深刻な影響を及ぼしました。

分子標的といっても，標的となるEGFRは正常細胞にも存在するため，正常細胞にも作用します。このことに関するさまざまなデータは当時からありました。しかも，動物実験でも多くのデータがあり，EGFRを欠くマウスは8~20日で死ぬことがわかっていました（**表9-2**）。

さまざまなデータが出ている状況のなか，EGFRが正常細胞に対してどのような作用を及ぼすのか懸念があるわけです。イレッサが承認される1カ月ほど前，厚生労働省 薬事・食品衛生審議会「医薬品第二部会」の部会長は，次のように語っています。

「作用機序から考えると，やはりよくわからない。（中略）もしそうだとすれば，EGFRが発現しているいろいろな組織で，もっといろいろなことが起こっているはずではないかと思います。（中略）私自身は，今の段階で十分作用機序が説明できているとは思わないのですが，そのへんについてはいかがでしょうか？ これを，このままやると，たいへん問題が起こるのではないかと思います」（薬事・食品衛生審議会，医薬品第二部会の審議記録）。

このような発言があったにもかかわらず，国はイレッサを承認し，販売は続けられていました。

一方，イレッサ訴訟の判決に先立つ2011年1月7日，裁判長は和解提案をしました。ところが，被告である厚生労働省内の担当者らが，和解に反対する声明文の下書きを作成し，製薬会社や学会等に発表を依頼します。1月24日，依頼された製薬会社，学会は，ほぼ下書きされた文書そのままの内容で，和解に反対する意見表明をします。というのも，医学会はイレッサの使用を止めると日本のがん治療が壊滅的な被害を受けるからとの理由で，和解を成立させたくなかったのです。

被告である国がこのような挙に出て，それを受け容れた産業界，学会があったということは，金銭の授受こそないものの，まさに癒着の構造があり，利益相反の典型といっても過言ではありません。

表9-2　正常組織・腫瘍組織でのEGFRの意義は？

- 胎児（仔），新生児（仔）の成長段階での役割：先天的にEGFRを欠くマウスは8～20日で死ぬ
- 組織傷害時にEGFが欠乏するとEGFRが過剰発現
- EGFRの発現阻止は角膜損傷の治癒を遅らす
- 皮膚，消化管，肝臓の機能維持にもEGFRは重要
- EGFRは非小細胞肺癌すべてで発現する訳ではない
- EGFRの発現程度とイレッサの効き目の間に乖離
- ヌードマウス移植腫瘍でも抗腫瘍効果とEGFR発現レベルに関連がない

8 HPVワクチン

1）多彩な症状の副反応

HPV（ヒトパピローマウイルス）ワクチンには，多くのメディアでも報じられているように，非常にさまざまな副反応が出ます（**図9-5**）[8)]。副反応が出る割合はさほど多いわけではありませんが，接種した人数が多かったため，被害者はかなりの人数に上ります。

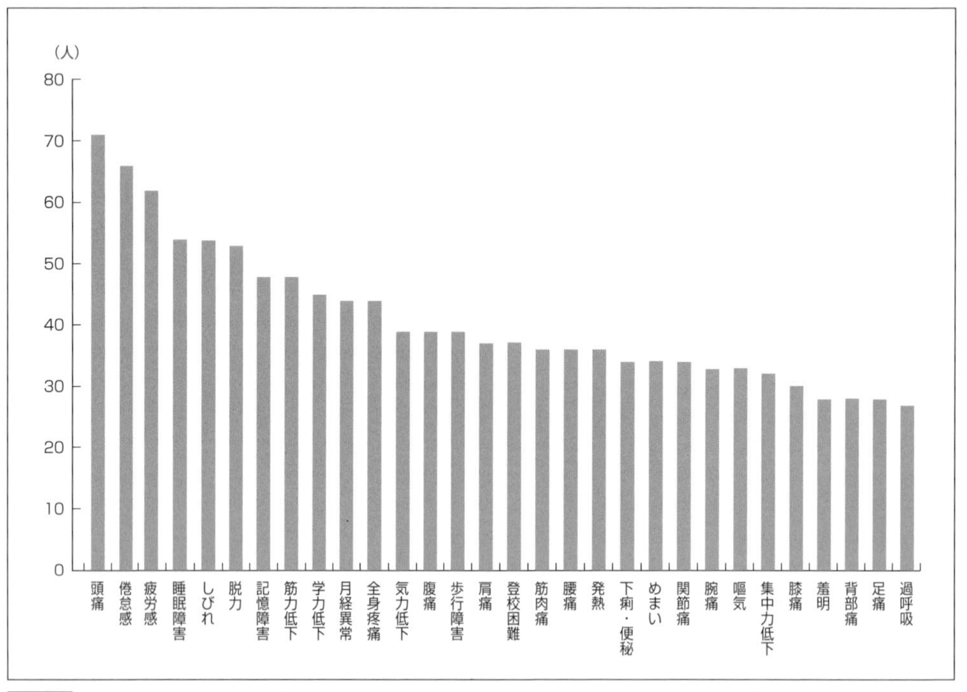

図9-5 HPVワクチン関連神経免疫異常症候群患者104例の副反応の内訳[8)]

表9-3 HPVワクチン副反応の多彩な症状と錯綜する診断名

- 複合性局所疼痛症候群（Complex Regional Pain Syndrome: CRPS）
- 慢性疲労症候群（Chronic Fatigue Syndrome: CFS）
- 線維筋痛症（Fibromyalgia Syndrome）
- 体位性頻拍症候群（Postural Tachycardia Syndrome: POTS）
- 腕神経叢炎
- マクロファージ性筋膜炎（MMF：Macrophagic myofasciitis）
- 自己免疫疾患（MS, GBS, SLE, ADEM）
- アジュバント誘発性自己免疫・炎症性症候群（ASIA：Autoimmune/inflammatory syndrome induced by Adjuvants）
- HPVワクチン関連神経免疫異常症候群（HANS：HPV Associated with Neuroimmunopathic Syndrome）

ところが，多彩な有害反応の報告が次々に集積していくなかで，心因論が突然出てきます。一方，実際に診療現場で患者をきちんと診ていた何人かの医師が，心因論では片付けられない，共通する事象があることに気づき，発言していきます。声を発したのは，さまざまな専門分野の医師達でした。小児科の専門医もいれば，神経内科の専門医，線維筋痛症の専門医もいました。専門分野は違いこそすれ，患者の同じような異常な副反応に疑問を抱いたのです。そして，いろいろと錯綜する診断名がつけられていきます（**表9-3**）。

2）ナラティブ・ベイスト・メディスン；データでは見えてこない現実

ワクチンはその作用に免疫反応を使っているので，すべての人に被害が起こるわけではありません。当然，個体の体質によって反応は変わってくるため，発生率はさほど高くはありません。しかし，副反応が現れた人達の症状をつぶさに見ていくと，非常に重なる部分があり，しかもそれは日本国内のことだけではなく，デンマークでも確認されています。

このように，共通した副反応の症状報告が積み重なっていきますが，厚生労働省は対応に手をこまねいています。そうした混乱のなか，2014年末，日本医師会・日本医学会の主催するシンポジウムが開かれました。実際に患者を診てきた医師達のプレゼンテーションが圧倒的な説得力を示す一方，心因論を唱えるグループの医師の発言には心因論の証拠はどこにも出てこず，説得力のない抽象的な議論に終始します。座長もとりまとめに苦労して，結びのコメントは，抽象的で歯切れの悪いものでした。

そこで，別の角度から考えてみましょう。『ナラティブ・ベイスト・メディスン—臨床における物語りとの対話』[9]という，人々の語りを中心に医療を考えるという有名な本の中に，次のくだりがあります。

「患者が感じることこそ診療の基礎とすべき現実であるということを，医師は常に銘記する必要がある。疾患の分類学は最新の科学が把握した自然を表現しているとはいえ，理論的構成物に過ぎない。患者の症状がそれに当てはめられないときに，放棄すべきは理論の方であって，患者が実際に体験していることの説明の方ではない。患者の症状の物語りを注意深く聞き続けることのみが，疾患の医学的物語の正確さや有用性を増すものになる」

下線部は，ここで特に注目したい部分です。これに対して，実際のHPVワクチン接種禍の経緯ではどうだったでしょうか。当初，国の副作用委員会は，ワクチン接種から1カ月以内に発症した症例については副作用の可能性を認めてカウントしましたが，ワクチン接種1カ月後に出た症例はすべて副作用からはずしてしまいました。ところが，HPVワクチンのような強力なアジュバント（抗原性補強剤）を使った注射をすれば，当然，後になって影響が出てきます。HPVワクチンの特異な点は，その症状が遅れて発症し，しかも重層的にさまざまな症状が付け加わってくる点にあります。その病像は，目の前にいる患者をしっかり受けとめて診ていけば，どれも酷似していることが明らかです。

サイエンスの本質は，現場から，あるいは対象からきちんと情報をつかみ取り，それを合理的に解析していくことです。数字となったデータを計算して操作することが科学ではありません。科学の本質を忘れ，いわゆる技術論，手続き論にすり替えてしまうことが，問題の根にあるのです。

3）HPVによる免疫回避機構（図9-6）

では，HPVワクチンでは，なぜ前述のような副反応が現れたのでしょうか。

HPV（ヒトパピローマウイルス）に有効なワクチンをつくるのは，技術的にたいへん難しいことです。笹川[10]は，その理由について次のように述べています。

①HPVは血中や真皮より内側には侵入しない：抗原曝露の回避
②感染局所での炎症が誘発されない：抗原提示細胞の非活性化
③ランゲルハンス細胞によるHPVL1/L1粒子による免疫寛容誘導
④感染細胞内でのHPV16E6，E7によるIFN-α, β分泌抑制

つまり，HPVは血中や真皮より内側には侵入せず，基底膜より上の基底細胞にウイルスが住みつくだけで，そのうちのごく一部がウイルス増殖やがん化に関係するのです。そして血中や真皮に侵入しないため抗原曝露の機会もなく，免疫が回避されます。しかも，感染局所での炎症が誘発されないメカニズムをもっているのです。

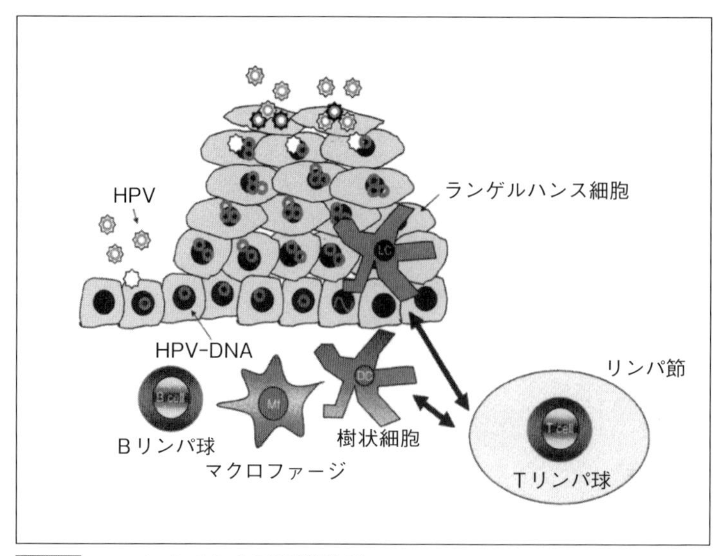

図9-6 HPVによる免疫回避機構[10]

このような条件下で有効なワクチンをつくるのは大変難しい。そこで，ウイルスと同じ外観と抗原性を持っているが，ウイルス遺伝子を含まないウイルス様粒子（VLP）を強力なアジュバントとともに筋肉注射することにより，非常に高濃度の抗体が絶えず産生されるように維持することでウイルスの侵入自体を阻止するという戦略を立てたのです。

図9-7のグラフは，HPVワクチンを接種した時の抗体価を示しています。自然感染では29,8EU/mLですが，グラフは縦軸の目盛りは対数ですから約2ケタ上のオーダー（100倍）の抗体価をずっと体内で維持することになります。このような状況が，HPVワクチンの効果を保証しているのです。しかし，そのように不自然に高い抗体価を維持しているために，体の中でどのような出来事が起きているかは想像できません。何か尋常ではないような副反応が出てきているのであれば，そこには何らかの異常な免疫的な機序が働いていると推測されます。

4）HPVワクチンの有効性は？

一方では，HPV感染とがん化について，次のような報告があります（**図9-8**）[11]。女性1万人のうち，生涯にHPVに感染する人は6,000人，さらに数年から10数年を経て前がん状態になる人は60人，しかしそのうち90%は自然治癒し，がん化するのは6人です。つまり，感染した人の0.1%です。HPVワクチンは，この0.1%の人のがんを救う目的でつくられたわけですが，本当に救ったのかどうかは，次に述べるように保証がありません。

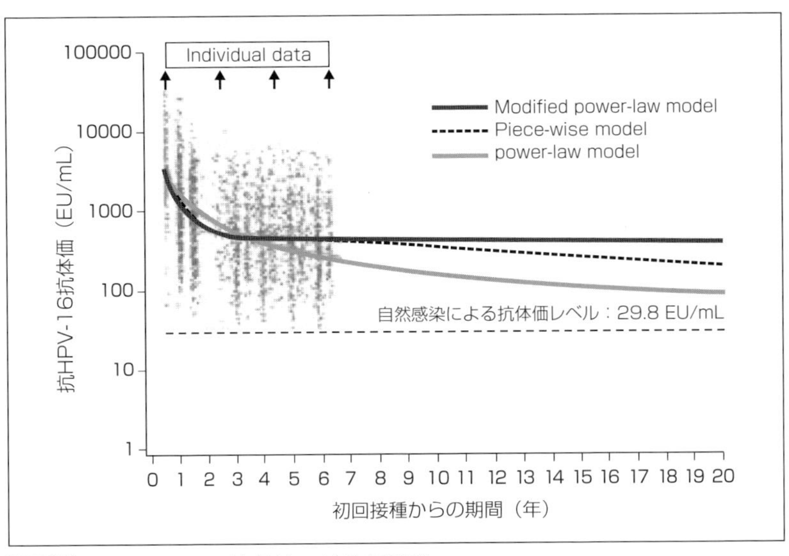

図9-7　HPVワクチン接種後の抗体価推移

実線，点線で示した曲線は実測値をもとにした異なる理論式で推測した抗体レベルの変化。
異常に高い抗体価を維持することで，HPVの侵入そのものをブロックしている

「ワクチンが100%効いた」とは，いったいどのようなデータなのでしょう。5,305人にワクチンを接種したら，そのうちがんになった人は0人で，プラセボ群では28人ががんを発症としています（**表9-4**）。この予防効果は，はたして著しいと言えるのでしょうか。「相対リスク減少」と「絶対リスク減少」に分けて考えてみましょう。

・相対リスク減少:プラセボ群ではCIN3（高度の異形成＝子宮頸部上皮内腫瘍）が29/5,260例であったのに対し，ワクチン接種群ではCNI3が1/5,305になったのだから，相対的に見るとリスクを97%減らしたと表現することもできます。

・絶対リスク減少：絶対値で見ると，リスクは29/5,260から1/5,305になったのであり，その差は29/5,260 − 1/5,305 = 0.0053，すなわち5/1,000つまり，0.5%だけリスクが減少したに過ぎないことになります。

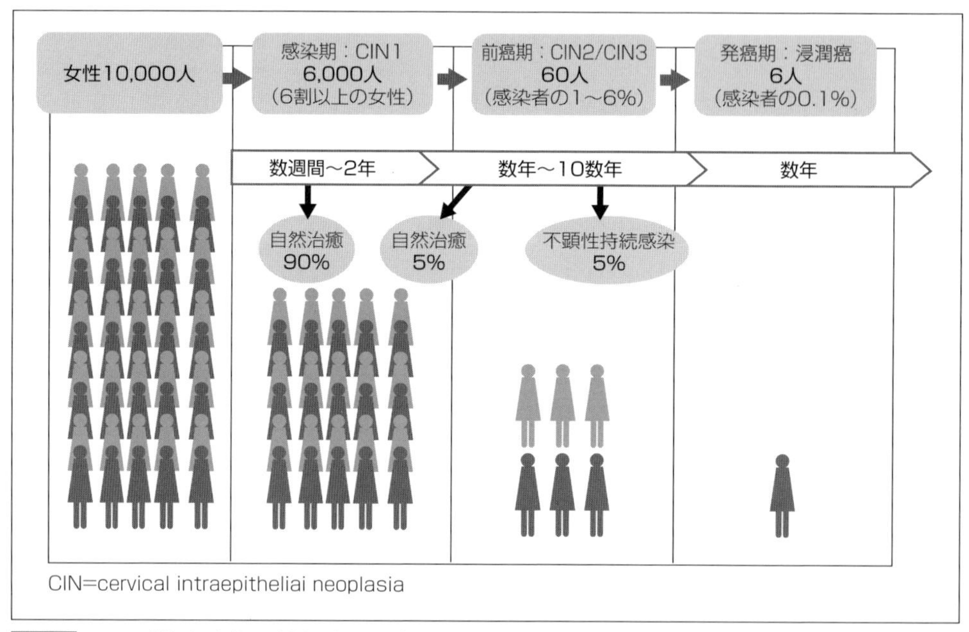

図9-8 HPV感染と癌化の割合（文献[11]より改変）

*性活動を行う女性の50～80%以上が生涯で一度はHPVに感染するという推計が報告されている。
*90%以上の感染例は2年以内にHPVが自然に消失する。
（笹川 寿之：臨床と微生物2009：36（1）：55-62より改変）

表9-4 HPVワクチンの有効性試験

		N	n	有効性（95%信頼区間）
HPV16/18によるCIN2	ワクチン群 プラセボ群	5,305 5,260	0 28	100%（86 to 100）
HPV16/18によるCIN3	ワクチン群 プラセボ群	5,305 5,260	1 29	97%（79 to 100）
HPV16/18によるAIS	ワクチン群 プラセボ群	5,305 5,260	0 1	100%（<0 to 100）

実際には，「相対リスク減少」よりも，「絶対リスク減少」のほうが実態をよく表すものであり，「相対リスク減少」はワクチンの効果を過大に評価させるための説明とも言えます。

5）日本の子宮頸がん検診受診率

2009年のOECD加盟国における20～69歳女性の子宮頸がん検診受診率[12]を見ると，受診率の高いほうから米国83.5%，英国79.4%，スウェーデン78.6%，ノルウェー75.6%，カナダ72.8%と続きますが，日本の受診率は先進国中でも群を抜いて低く，24.5%です。この事実を脇に置いておいて，「日本はワクチン後進国だ」と言っても，ワクチンを推進する説得力はありません。というのも英国では，受診率を高めることで罹患率が有意に下がったことを示すデータが論文として提出されています[13]。このことからも，検診の受診率を高めればワクチンで予防するより有効であることが明らかです（**図9-9**）。

それにもかかわらず，有効性も危険も未知数な新しいメカニズムのワクチンを推進するのはなぜでしょうか。それはまさに，ワクチンの開発にかけたお金のためにストップできないという経済上の要請があるのです。

最後にもう一度，HPVワクチンの問題点をまとめます。

①効果が不明であること

②疼痛や湿疹発作などの副反応が程度，頻度ともに多すぎる

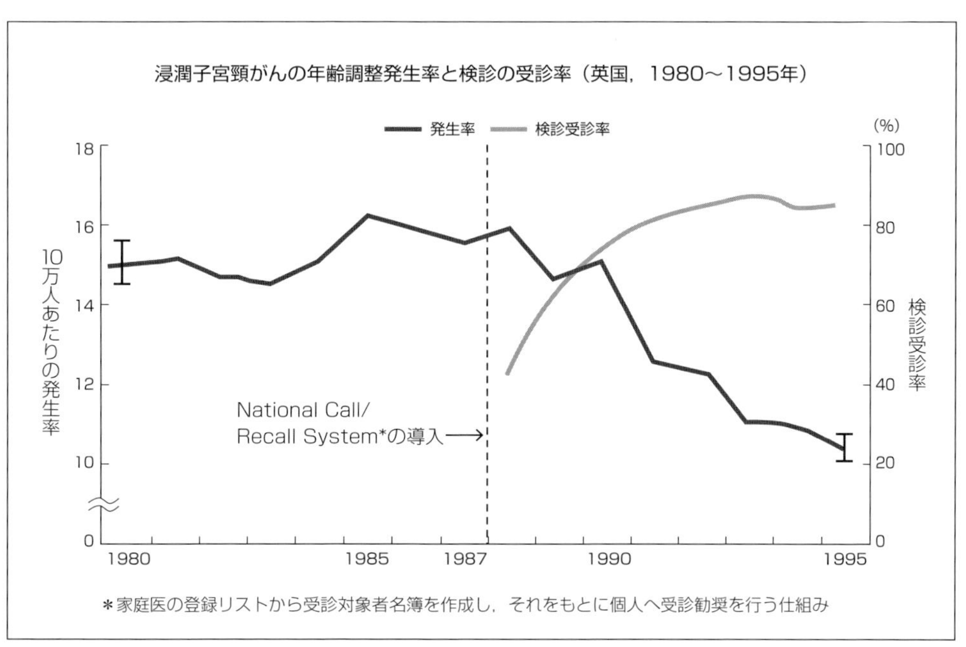

図9-9　検診受診率を高めることで発生率は減らせる（文献[13]より改変）

（Quinn M, Babb P, Jones J, Allen E. BMJ. 1999；318：904-908. Adapted with permission from the BMJ Publishing Group.）

③麻痺，けいれん，認知機能，記憶力などの高次機能の障害を伴い，しかも後遺症として長期にわたって持続するおそれがあること
④HPVは性活動を行う女性の50～80%以上が生涯で一度は罹る一般的な感染症であり，しかもそのうち90%以上の感染例は2年以内にHPVが消失する。このようなウイルスをワクチンで駆逐し，制圧することは不可能であろう。

◆ おわりに

最後に2つのことを述べて，本章のまとめとします。

1）企画段階からの臨床試験への患者参画

臨床試験には患者を参画させてほしい。つまり，患者を被験対象として入れるのではなく，最初の企画段階から入れてほしいと考えます（**表9-5**）。マーケッターが企画段階に入るのであれば，当然，最終当事者である患者もそこに入ってしかるべきです。企業や専門家の特殊用語だけで通じる世界の人ばかりを集めて計画をさせていては，医療に新しい未来は開けません。これからの医療には患者のはたす役割は大きいはずです。患者の視点をきちんと反映する工夫が必要です。

今，日本の医療は，また医薬品は，どこに向かっており，どうすべきかと問われた時，その答えは患者さんを参画させることにあると私は考えます。

2）情報をきちんと公開してほしい

インフルエンザ治療薬タミフルの使用と関連して，意識障害，異常行動などが起きることがあり，その研究データの公開が長年にわたって求められているのですが未だに公開されていません。データを出すとそれが批判にさらされるおそれがあったとしても，社会的責任の大きな企業であるならば，データを公開しない

表9-5 臨床試験への患者参画が必要な理由

- 治療や検査などのさまざまな医療的介入の選択に関して，優劣決めがたい場面
  → 参画することで納得と理解
- 科学/医学は人類共有の財産
  → 透明性と公平さ
  → 研究開発者／研究者の利益相反
  → 権利と責任：現時点における最良の医療を受ける権利
- 臨床研究の質的向上／質の担保
  → 透明性は研究の質を高める
- 患者のエンパワーメント
  → 参加し，主体的に関わることで希望や力を得る

のはたいへんおかしなことです。疑義が起きた場合には，17世紀当時から，物理学も化学も公開実験を行ってきました。医薬品の世界でも，情報の透明性なしには研究の質も担保できませんから，薬の有効性・安全性を高めるためには情報公開が大切なのです。

文　献

1）Healy, D.：The Psychopharmacologists Vol.1. Chapman & Hall, London, 1996；Arnold, London, 2002.
2）Healy, D.：The Psychopharmacologists Vol.2. Chapman & Hall, London, 1998；Arnold, London 1999.
3）Healy, D.：The Psychopharmacologists Vol.3. Arnold, London 2000.
4）デイヴィッド・ヒーリー：抗うつ薬の時代―うつ病治療薬の光と影．星和書店，東京，2004.
5）デイヴィッド・ヒーリー：抗うつ薬の功罪―SSRI論争と訴訟．みすず書房，東京，2005.
6）デイヴィッド・ヒーリー：ファルマゲドン―背信の医薬．みすず書房，東京，2015.
7）厚生労働省：ゲフィニチブ服用後の急性肺障害・間質性肺炎等に係る副作用報告の報告例数及び死亡例数（平成23年9月30日現在）（報告別月集計）
http://www.mhlw.go.jp/stf/shingi/2r9852000000vrz2-att/2r9852000000vsiz.pdf
8）横田俊平ほか：HPVワクチン関連神経免疫異常症候群の臨床的総括と病態の考察．日本医事新報，4758；46-53，2015.
9）トリシャ・グリーンハル編：ナラティブ・ベイスト・メディスン―臨床における物語りとの対話．金剛出版，東京，2001.
10）笹川寿之：ヒトパピローマウイルス（HPV）ワクチンの現状と課題．モダンメディア，55；269-275，2009.
11）笹川寿之：ヒトパピローマウイルスの現状．臨床と微生物，36；55-62, 2009.
12）OECD Health Care Quality Indicators Project：Patient safety indicators report, 2009：Health data 2009（cervical screening），2009.
13）Quinn, M, Babb, P., Jones, J., Allen, E.：Effect of screening on incidence of and mortality from cancer of cervix in England：evaluation based on routinely collected statistics. BMJ 318（7188）：904-8, 1999.

Profile

医療法人社団相和会横浜ソーワクリニック・横浜総合健診センター 院長　別府 宏圀

1964年東京大学医学部医学科卒。1986年都立神経病院神経内科部長。1997年都立府中療育センター副院長。2000年都立北療育医療センター院長。2003年医療法人社団相和会横浜ソーワクリニック・横浜総合健診センター院長（現職）。著書に『医者が薬を疑うとき』（亜紀書房），『薬のいちばん大事な話』（河出書房新社）ほか。NPO健康と病いの語りDIPEx Japan理事長ほか。

第10章 弁護団から見た薬害肝炎事件

薬害肝炎訴訟東京弁護団 弁護士　石井 麦生

1 薬害肝炎事件の概要

1）薬害とは

薬の有害作用から，広く一般市民に永続的な被害が生じます。こうなると「薬害」として認識されることになります。

薬は，有効性と危険性（安全性）を比較して，有効性が上回るとき，有用性があると判断されて承認されます。ところが，この承認制度がうまく機能しなかった場合，有用性のない薬が流通することによって生命や健康被害が生じます。

2）薬害エイズ事件から，薬害肝炎事件へ

薬害肝炎について述べる前に，薬害エイズ事件について，少し触れたいと思います。

私自身は1995年に弁護士になり，すぐに薬害エイズの弁護団に加入しました。翌1996年2月，被害者の方達が日比谷公園に集まって雪の降る中で座り込みをされ，3日目に当時の菅直人厚生大臣が謝罪をしました。その後若干の紆余曲折はありましたが，3月に国と製薬企業が謝罪をして基本合意し，和解に至りました。

世間では「和解をした」，すなわち「お金をもらった」と思うわけですが，実はお金をもらうだけではありません。国との基本合意では，真相究明と再発防止策，恒久対策を約束させています。そのなかの真相究明・再発防止策の1つとして，薬害エイズの被害者の方達が求めたのが，「薬害根絶誓いの碑」の建立です。しかし，これは簡単には受け容れられず，厚生省（当時）は強い抵抗を示しました。最終的にゴーサインを出したのは，当時の小泉純一郎厚生大臣です。そして1999年，厚生省の敷地内に「薬害根絶誓いの碑」が建てられました。

1999年以降毎年，「薬害根絶誓いの碑」の前で，“薬害根絶デー”という集会がもたれています。薬害被害者の方たちがここに集い，要求書を提出したり，出席者のリレー・トークをするなどしています。初回の薬害根絶デー，リレー・トークの時，その場にいたひとりの青年が，「私にも話させてください」と言って飛び入り参加をしました。まったく予定になかったことです。当時，彼は19歳でした。そこで彼は，「僕は生まれた直後に血液製剤を投与されて，C型肝炎に感

染しました。これは薬害だと思います」と言ったのです。当時，薬害肝炎についてはだれも知らなかったので，その場にいた人は皆，訳がわからず唖然としました。しかし，その後いろいろ調べていくと，どうもこれは重大な問題であることがわかってきました。この青年の一言によって，社会は薬害肝炎というものを認識するようになったのです。

3）薬害肝炎は，なぜ起きたのか

では，薬害肝炎はなぜ起きたのでしょうか。まず，被害の概要から述べていきます。

血液製剤の一種，フィブリノゲン製剤を止血剤代わりに投与された患者さんが，C型肝炎に感染してしまったという事件です。製薬企業側の試算でも，1980年代以降，29万人に投与していて，少なくとも1万人が感染したと言われています。1980年以降としているのは，1970年代についてはデータがないからわからない，と回答しているためです。

このフィブリノゲン製剤は，プール血漿から凝固因子の1つであるフィブリノゲンを抽出し，製剤化したものです。「先天性と後天性の低フィブリノゲン血症に適応あり」として売り出されています。

薬害肝炎では，後天性の低フィブリノゲン血症が問題になります。後天的にフィブリノゲンだけが減少する場面で，このフィブリノゲン製剤を投与すれば止血できるであろうという目的でつくられた薬だったことになります。結果としてフィブリノゲン製剤は，主に出産時の大量出血時に止血剤代わりとして用いられるようになりました。

薬害肝炎に関する主な出来事を，**表10-1**にまとめました。

表10-1　薬害肝炎・年表

（1950～1960年代　血清肝炎・輸血後肝炎，多発）	
1964年	フィブリノゲン製剤，承認
1968年	HBV（B型肝炎ウィルス）の抗原，発見
1974年	「C型」肝炎，提唱（後の非A非B型肝炎）
1977年	FDA，フィブリノゲン製剤の承認取消し
（1980年代前半　薬害エイズの被害）	
1987年4月	青森県でフィブリノゲン製剤による集団感染
1987年4月	加熱フィブリノゲン製剤承認申請⇒承認
1987年6月	後天性疾患への有効性，確認できず⇒適応限定を内示
1987年6月	緊急安全性情報＋返品要請
1988年	C型肝炎ウイルスの同定に成功（1989年公表）
1992年	C型肝炎ウイルス抗体検査（第2世代）導入
1998年	フィブリノゲン製剤，先天性疾患に適応を限定

1950年～1960年代は，血清肝炎，輸血後肝炎といわれるものが多発していました。輸血をすると黄疸が出るといったレベルの認識で，輸血後肝炎と言われていました。そのような状況のなか，1964年，血液を原料としてフィブリノゲン製剤が承認されています。1968年，HB（B型肝炎）抗原が発見されます。当時の学者達は，「血清肝炎の犯人はB型肝炎である」と考えました。B型肝炎の発見によって血清肝炎，輸血後肝炎が激減するであろうと言われていましたが，なかなか減りません。何かほかに犯人がいると予測し，1974年，C型肝炎というものが提唱されました（C型肝炎という名称はこの時には定着せず，非A非B型肝炎と呼ばれるようになりました)。1977年には，この肝炎感染のリスクをふまえて，FDA（米国食品医薬品局）が米国国内でのフィブリノゲン製剤の使用を取り消しました。しかしながら，このことを知っていたはずなのに，日本国内では何の対応もとられませんでした。

1980年代前半，薬害エイズの被害が問題になり，血液製剤の危険性が認識されるようになってきました。1987年4月，青森県三沢市でフィブリノゲン製剤による集団感染が新聞報道されました。同月，加熱したフィブリノゲン製剤の承認申請が出され，ただちに承認されました。87年6月，国は製薬メーカーに対して，「後天性疾患にこのフィブリノゲン製剤は効くのか，効かないのか？　効くのであればデータを出してください」という要請を出します。もしデータが出てこないのであれば，先天性低フィブリノゲン血症に使用を限定します，との内示です。結論から言うと，製薬メーカーはデータを出すことができず，国の要請には応えることができませんでした。その結果，1998年，フィブリノゲン製剤は先天性疾患に適応を限定されることになります。

少し戻りますが1988年6月には，フィブリノゲン製剤について，「緊急安全性情報」が出て，回収をしています。同じく1988年，C型肝炎ウイルスの同定に成功し，このことは1989年に公表されました。1992年，C型肝炎ウイルスの抗体検査（第2世代）が導入されるようになって，これ以降，輸血によってC型肝炎に感染する人は激減しました。

2 薬害肝炎訴訟

薬害肝炎事件は，裁判になりました。この訴訟が提起される以前から，薬害肝炎について研究していた弁護士団体が研究会をつくっていました。私もこれに参加していましたが，研究会では意見書をつくって公表し，厚生労働省にも提出しました。ところが厚労省は「国にはなんの責任もない」という報告書を逆に上げてきました。そこでやむなく，被害者の方達は裁判という手段をとったのです。

2002年10月，東京と大阪で同時提訴をしました。続いて福岡，名古屋，仙台でも互いに連絡を取り合って提訴するという，大弁護団となったのです。
裁判上の争点は多々ありましたが，しぼると次の3点になります。
①止血効果はあるのか
②安全対策は十分だったか
③血清肝炎等は重篤と認識できたか

3 薬害肝炎が起きた要因

1）ずさんな承認

まず，止血効果を表すデータがありませんでした。承認時のデータというものが裁判のなかで出てきましたが，この提出されたデータに関して，大阪地裁の判決はこう述べています。

「承認申請書添付の臨床試験資料は，ずさんなものであり，当時の臨床試験についての添付資料としての基準をみたしているのか，疑問が生じかねない」。

提出されたデータを私も見ましたが，B5判1枚の紙に20症例が表形式で掲載されていました。表の左から患者の疾患名，投与したグラム数，その結果の医師の判断――この3項目の列があり，1人について1行，全部で20行の表です。これが20症例に「効いた」という資料です。今から見ると考えられないような，検証のしようもない資料であったわけです。このことをとらえて大阪地裁は,「ずさんな承認」と述べました。

2）厚生省がデータ提出を促すも応えられず

先述のとおり，厚生省は製薬メーカーに後天性の低フィブリノゲン血症にこの製剤が効くというデータを出すよう求めましたが，最後までこのデータは提出されませんでした。

3）フィブリノゲンだけを補充しても無意味

このことは裁判で大きく争われました。

止血の機序はいくつもの凝固因子が絡み合い，相互に働き合って効果を生み出しています。凝固因子の1つに過ぎないフィブリノゲンだけを補充して，はたして止血効果はあるのでしょうか。

裁判所の判断として，「最終的にはフィブリノゲンだけを補充して効果がある場面がないことはない。他の凝固因子は多少なりとも残っていて，フィブリノゲンだけかなり減っているような場面においては，フィブリノゲンの補充で全体として止血効果はあるかもしれない」というものでした。しかし，そのような場面は，きわめて限られているのではないでしょうか。

4）先天性疾患に適応限定

結果としては，先にも述べたとおり，先天性疾患に適応が限定されました。

5）使用経験のある医師の証言は「3た論法」

裁判のなかでも，フィブリノゲン製剤に止血効果があるのかどうかが争われ，国側，製薬メーカー側は，当時の産婦人科医を証人として申請をし，3人の医師が出廷しました。3人の産婦人科医達は皆，「私はこのフィブリノゲン製剤を使いました。みるみる血が止まりました」と，証言します。まさに，使った，治った，だから効いた，という「3た論法」の発想に過ぎないわけです。しかし，専門家である産婦人科医達は，そのことを証言して恬として恥じなかったわけです。

6）「プール血漿」という製法の危険性

「プール血漿」は，薬害エイズ事件の原因にもなりました。3千人から5万人の血漿をプールし，小分けにして製品化しています。国立予防衛生研究所（当時）の吉原なみ子先生は，「このような作り方をしていれば，HCV（C型肝炎ウイルス）は，必ずプール血漿に混入するであろう」という研究結果を発表しています[1)]。これは供血者のキャリアの率を，日本人HCVキャリア率1.15%と同じ割合として計算したもので，結果はすべてのバイアルにC型肝炎ウイルスが入っていることになります。C型肝炎ウイルスが体内に入ると，その後キャリア化する率が約7割とされているので，29万人に投与されているとして20万人くらいの方がキャリアになったのではないかと私たちは推測しています。

7）不十分な安全対策

安全対策はどのようになされていたのでしょうか。採られていた対策は表10-2のとおりです。

承認直後（1964～1970年）は，紫外線照射で不活化をねらっていました。し

表10-2 採用されていた安全対策

期間	対策		結果
1964～1970年	紫外線照射	⇒	効果なし
1970～1985年	BPL	⇒	ある程度の不活化効果あり
1985～1987年	抗HB_Sグロブリン	⇒	効果なし
1987～1994年	乾燥加熱	⇒	不活化効果低い

かし後に，まったく効果がないということがわかっています。

1970～1985年にはBPL（β-プロピオラクトン）というものを添加するBPL処理法がとられました。これにはある程度の不活化効果があったことが後にわかっています。しかし，BPL処理法は1985年には止めて，1985～1987年には抗HBsグロブリンを添加する方法に変えました。これはまったく効果がありませんでした。1987～1994年には，乾燥加熱という方法を採りましたが，不活化効果が低いと言われています。トータルではBPL処理法以外は，ほぼ不活化の効果はなかっただろうと言われており，東京地裁の裁判官は，この事件の大きな原因はここにあったのだろうと言っています。

8）広範な適応外使用が被害を拡大

先述のように，後天的にフィブリノゲンだけが有意に減る症例はまったくないわけではありませんが，きわめて限られています。それにもかかわらず，29万人もの人に投与されています。これは，広範な適応外使用と言ってよいのではないでしょうか。同症例の想定数（フィブリノゲンだけが減ってしまう症例の想定数）に比較して，あまりにも販売量が多すぎます。止血目的での使用が，安易に拡大されたからです。

これに対して東京地裁判決文では，「厳格に適応症の遵守がなされなければ，いたずらに社会全体に副作用リスクが拡散する状況にあった」としています。

9）血清肝炎（輸血後肝炎）の軽視

このフィブリノゲン製剤の添付文書には，「まれに肝炎を発生することがある」という記載はありましたが，これだけでは肝炎が重症化するのか，一過性で治癒するのかはわかりません。

1960年代から，血清肝炎は慢性化し，将来，肝硬変になっていくことがわかっていました。HBV（B型肝炎ウイルス）の発見後も，血清肝炎は減りませんでした。非A非B型肝炎の経過をみていくとこれも慢性化するため，体内にウイルスが存在し続けると推測されました。さらには非A非B型肝炎で肝硬変になった患者さんの既往をみると，輸血歴のある人が多いこともわかっていました。

吉沢浩司先生はその著書『ウイルス肝炎』[2]で，「輸血後の非A非B型肝炎例で…（中略）慢性の経過をたどり，長い年月の後に肝硬変さらには肝癌にまで進展する例が少なからず存在する可能性がある」と述べています。この本の刊行は1984年ですから，この頃にはフィブリノゲン製剤を使う産婦人科医は，このことを念頭において治療に当たるべきであったでしょう。とはいえ添付文書に詳しく書かれていなかったこともあり，現実には産婦人科医の多くはこのような知見をあまりもっていなかったと言われています。

4 裁判所の判断

1）製薬企業のすべきこと

裁判では，製薬企業は何をすべきだと言われたのでしょうか。裁判所の判断は，次のとおりです。

大阪地裁判決は，「85年8月の時点で，適応を先天性低フィブリノゲン血症に限定すべき」としています。しかし，これは非現実的です。なぜかと言うと，先天性低フィブリノゲン血症の患者はきわめて少数で，全国でも100人いないだろうと言われており，商品としてはあまり売れないものになってしまいます。

東京地裁判決は，「85年8月の時点で，肝炎感染リスクが高まったこと，肝炎に感染すると重篤であること，適応症が限られていることを指示・警告すべき」，つまり添付文書に記載すべきだったと言っています。

2）国のすべきこと

国のすべきことは，製薬企業のすべきことと内容的には同じですが，時期が少しずれています。これは「薬害を起こした責任は一義的には製薬企業にあり，国にはあくまでそれを監督する責任がある」という裁判所の考え方からで，その良し悪しは別として国の責任が後にきています。

大阪地裁判決は，「87年4月の時点で，適応を先天性低フィブリノゲン血症に限定すべき」としています。また東京地裁判決は，「85年8月の時点で，肝炎感染リスクが高まったこと，肝炎に感染すると重篤であること，適応症が限られていることを指示・警告すべき」としています。

3）医療被害者らの願い

では，被害に遭った人たちは，どのように思っていたのでしょうか。次に挙げるのは，医療過誤事件を数多く扱っている弁護士・加藤良夫氏の著書[3]からの引用です。医療被害者からの願いは，①原状回復，②真相の究明，③反省謝罪，④再発防止，⑤損害賠償，の5つです。

原状の回復：これは元の体に戻してほしい，ということです。

真相の究明：なんでこんなことが起きたのか知りたい。

反省謝罪：ミスがあったなら，それを反省して謝ってほしい。

再発防止：二度と同じような被害の人を出さないでほしい。

損害賠償：きちんと生活を保障してほしい。

この5つの願いがあると言います。そして，これは薬害の被害者の方達も同じであるということです。

4）被害者等の活動と成果

この5つの願いを胸に，薬害被害者の方々は，裁判以外にもさまざまな活動をされています。

薬害事件というのは，裁判に勝ったからといって解決するという話ではありません。国が動き，社会が動くということがないと，抜本的な解決には至りません。薬害肝炎被害者の方たちは，薬害エイズ事件被害者の方たちをならって，座り込みをしました。ある時は雨の中，台風が来るなか，座り込みをしました。国会ロビー活動では，国会付近を何度も行脚しました。街頭でビラ配り，署名活動もしました。こういったことが実を結び，2007年の暮れに当時の福田康夫総理大臣が謝罪をし，この事件は一挙に解決にむかいました。いくつかの具体的成果がありました。4つほど挙げます。

①「新しい肝炎総合対策の推進について～肝炎治療7ヵ年計画～」(2007年11月)

②薬害肝炎救済法：この法律によって，すべての薬害肝炎被害者の方に給付金が支払われることになった（2008年1月)。

③肝炎対策基本法（2009年11月）

④「薬害再発防止のための医薬品行政等の見直しについて（最終提言)」(2010年4月）

④の最終提言の中には，製薬企業に求められる基本精神となる項目があります（最終提言，p.66以下)。以下，そのなかの4点について述べていきます。

▶製薬企業のモラル等

法令を遵守するのは当たり前のことですが，それにとどまらず，高度な専門性に鑑みた職業倫理上の義務がある，としています。また，自己規律による適正な情報の取り扱い，正確な情報の確認，情報の公開，非専門家へのわかりやすい説明など，こういった倫理上の義務があることを投げかけています。

余談になりますが，最近，「専門性に鑑みた職業倫理上の義務」は，あちこちで強調されるようになってきています。製薬企業のみならず，医療界の話に及びますが，医療界で何か倫理的な問題があったとき，それに対して意見するのは今のところ外からの圧力しかありません。最悪は警察ですが，一般には裁判（刑事裁判，民事裁判）などの外圧しかないのが現状です。医療界の一人ひとりが専門家集団として，職業倫理上の義務を果たすような仕組みをつくっていくべきではないかということが言われてきています。

▶製薬企業の在り方

ｉ）予防原則：何よりも大切なのは予防原則である，と述べています。国民の生命健康の安全を第一に，迅速な意思決定と行動がとられるべきだということです。危ないという確実な証拠を求めていったら，どんどん対策は遅れてしまうことになります。

ⅱ）製造販売後の安全管理：承認制度の網をかいくぐり，何らかの問題がある薬が流通してしまうことはありうることです。その場合，製造販売後の安全管理こそが重要になってきます。

ⅲ）安全性にかかわる企業内の情報流通と管理の在り方の検証

ⅳ）安全対策のいっそうの強化：

・製薬企業が，有効性を過大に，危険性を過小に評価する過ちを犯しやすい。

・副作用報告について，医薬品との因果関係評価に関する消極的な姿勢はとるようなことがあってはならない。

▶製薬企業における薬害教育等

ⅰ）予防原則に基づいた対応ができるよう企業のトップからすべての職員に至るまで意識を改革する必要がある。

ⅱ）企業と国，大学，医療機関，学会，さらに医師等の医療者とのもたれ合い（利益相反等）が薬害事件の背景にあるとの指摘もあり，企業ならびに関係者の意識改革が不可欠。

▶業界内部の自主的倫理管理・法令遵守等

ⅰ）製薬企業は医薬品の安全性に関する第一義的責任が製薬企業にあることを認識し，（中略）企業倫理綱領やプロモーションコード等を遵守するほか，団体内に企業倫理委員会を設置し法令遵守等に努めている（さらに充実強化をする必要があります）。

ⅱ）利益相反関係の適切な管理を行い，海外において試みられている透明性を高めるための対応は，我が国においても積極的に導入・実施。

◆ おわりに

最後に，薬害に関わった2人の医師の言葉を引きます。

1つめは，薬害研究を長年続けてこられた片平洌彦先生の言葉です。

「医師の務めは，診察室にいて病人を治すことだけではありません。病気の発生に社会的な要因がかかわっているならば，診察室を出て，そうした社会的要因を除去するよう努力することこそが『根治療法』といわねばなりません。

つまり，病気が生み出される根源となる社会的病巣をたたくことが必要です」

つくった薬で病気を治す。これはもちろん，とても大切な仕事です。しかし，それにとどまらず，病気を生み出すような社会があることに向き合っていくことが求められています。薬害の背景にも，実は社会の病根が根ざしていると言われています。そのような社会を改革していく責務も，製薬企業にはあるのではないでしょうか。

もう1つは，香川県赤十字血液センター所長の内田立身先生の言葉です。

「薬害エイズという悲劇が起きた背景を探れば際限がないが，少なくとも患者さんを人格のある人間として認識していたら，違った方向へ行っていたかもしれない。理想として医師はなによりも，患者さんの命を救うことを最優先すべきだろう。そのためにも目の前の患者さんと向き合うことからスタートさせなければならない」[4]。

過去の薬害事例においても，目の前の患者さんの被害は食い止めても，同じ薬が世の多くの患者さんにも同様な影響を及ぼすであろうというところまでは思いが至らなかった，という例はあります。一人ひとりの医師はおかしいと思っていても，それが行動につながらなければ，薬害の被害を広げてしまうことになります。

薬の副作用とは，「当たり前」「やむを得ない」「大したことがない」ものであると認識されがちです。たしかに薬の副作用にはそうした側面があることを否定できません。しかし，当たり前，やむを得ない，大したことがない，と考えることからは，何も生まれません。薬というものが行き着く先には，1人の人間，1つの人生があるという思いを抱きながら，もう一度,「当たり前」「やむを得ない」「大したことない」という発想に疑問をもつことから始めなければならないのかもしれません。

文　献

1）吉原なみ子：供血者の選択に必要な検査．Medical Technology，11（7）臨時増刊；592-601，1983.
2）吉沢浩司：ウイルス肝炎．中外医学叢書，東京，1984.
3）加藤良夫，増田聖子：患者側弁護士のための実践医療過誤訴訟．日本評論社，2004.
4）内田立身：真実を直視する．悠飛社，東京都，2006.

Profile

薬害肝炎訴訟東京弁護団 弁護士　**石井 麦生**

1987年東大法学部卒，1995年弁護士登録（東京弁護士会）。青山学院大学法科大学院実務家兼任教員（現代法実務・医療過誤），国保松戸市立病院附属看護学校講師，東京三会医療関係事件検討協議会委員，東京弁護士会医療ADR仲裁人候補者。

第11章 医薬品等の「副作用」を科学的に考える
—レギュラトリーサイエンス財団からの提言—

レギュラトリーサイエンス財団 研修担当参事　古閑 晃

◆ はじめに

本章にはいくつかの個別事例が含まれています。個々の事例については医薬品医療機器レギュラトリーサイエンス財団（以下，PMRJ）の見解を示すものではなく，客観的なデータに基づく私個人の見解であることをおことわりさせていただきます。

最初に申し述べておきますが，「副作用」という用語は，薬事規制上，行政へ報告すべき事象としての「副作用」（これは本来は「副作用の疑い」）と，科学的判断で薬剤との因果関係が合理的にあるとされた際の「副作用」が存在します。しかし日本ではこれらが使い分けられておらず，混乱を招いている現状があります。ここでは後者の意味での「副作用」を示しています。

本章では，まず最初に安全性情報の基本として，なぜ副作用を科学的に考えるべきなのかをこれまで社会問題化した安全性事例のいくつかから特徴を紹介します。

次に，PMRJからの第4回提言である「わが国の医薬品安全対策を科学的なものにするために」から，「安全性評価の基本」について紹介します。というのも日本で安全性事例が社会問題化した原因の1つが，安全性評価力の乏しさであるからです。さらに本書の副題は「企業リスクの最小化の視点を目指して」ですが，リスクを最小化するためには，最初にリスクを科学的に評価できることが大前提となります。

また，安全性の問題は，時代に沿って世界的にはずいぶん進歩しています。21世紀になってから日本でも安全性に問題のあった事例を通して，安全性評価の視点から少し詳細に検証した上で，最後に再び，PMRJからの提言の中から，「当局および企業への提言」について考えていきます。

1 安全性情報の基本について

1）なぜ，「副作用を科学的に考える」のか？

【薬害の定義】

まず，PMRJの薬害の定義を示します。

> 薬害とは：企業，行政，医療機関等の瑕疵や不作為等が原因で起きた医薬品等による健康被害で，表面化し，社会問題化したもの。

すなわち薬害とは，下線部のとおり，「医薬品等による健康被害」が大前提で，因果関係がほぼ確立されているという意味でもあります。しかしこれはそれほど簡単なことではありません。従来の薬害は薬剤と有害反応との関係が比較的簡単に判明するものの，リスクの大きさが想定以上で，安全対策が後手に回ることにより薬害に繋がったことが多かったようでした。ところが最近問題になる大きな安全性問題（薬害に限定していません）は，因果関係がすぐに判明するものについては即座に対応がとられて，真の薬害となるものは少なくなった一方で，因果関係判定に数年もかかるとその間，被害者が増加して大変なことになります。

2）社会的に問題となった，いくつかの安全性問題の特徴

薬害に限らず，最近の安全性問題の事例（ソリブジンは1990年代）は，大きくは次の3つに分けられます。

①発売後すぐに健康被害が拡大したもの
②因果関係評価が困難で社会問題化したままのもの
③因果関係評価に長期間を要したもの（海外含む）

以下，この分類に当てはめて，安全性の問題を見ていきます。

▶発売後すぐに健康被害が拡大したもの

＊ソリブジン：発売直後に健康被害が拡大しました。ソリブジン事件の場合，薬剤との因果関係評価は，比較的容易です。ところが，リスクを最小化する措置が遅れました。

＊ゲフィチニブ（イレッサ）：特に発売初期に，慎重さが必要でした。「緊急安全性情報が出るまでの対処が遅れてしまった，その点については薬害ではないか」（第1章，辰濃氏）という見方もあります。後述するように，現在では重要な抗がん剤の1つとなっています。

▶因果関係評価が困難で社会問題化したままのもの

＊HPVワクチンと複合性局所疼痛症候群

＊抗インフルエンザ薬と異常行動

この2つについては，日本で社会問題化したままです。HPVワクチンについては，日本では厚生労働省の厚生科学審議会予防接種・ワクチン分科会副反応検討部会や薬事・食品衛生審議会医薬品等安全対策部会で継続的に検討が行われていますが，未だに結論は出ていません。

▶因果関係評価に長期間を要したもの（海外含む）

＊フェニルプロパノールアミンと脳出血：OTC医薬品にもかつては入っていた鼻炎の薬です。服用していると脳出血が起きるというものですが，これについては後述します。

＊ロフェコキシブと心筋梗塞：広く使われていた新しい機序の非ステロイド性抗炎症・鎮痛薬で，COX-2選択的阻害剤です。

＊ロシグリタゾンと心筋梗塞：日本では発売されていませんが，糖尿病治療薬です。

ロフェコキシブとロシグリタゾンの2つについては心筋梗塞が起こるのではないかと疑われ，その評価が定まるまでにはかなり長期間を要しました。結論は，前者は既に市場撤退しています。臨床試験時のデータの解釈に間違いがあり，最終的にはさらなる臨床試験でリスクが確認されました。その間ほぼ4年を費やしました。後者は，ある研究者が利用可能な臨床試験だけでメタアナリシスをしましたが，これでは不完全だったようで，最終的には企業が行った臨床試験で紆余曲折を経て，リスクは認められないという結論に達しました。その間ほぼ6年を費やしました。

＊ピオグリタゾンと膀胱がん：日本の企業が海外でも販売していた糖尿病治療薬です。発売当初より，動物実験で膀胱がんの懸念があることから前向きの観察期間10年のコホート研究を米国で開始し，計画通りに5年目の中間解析を行ったところ，膀胱がんリスクが約1.4倍に上昇していることが判明しました。フランスでは別の観察研究結果から同様の結果が得られたため，市場撤退の判断を下しました。ところが先の10年間のコホート研究の最終報告では膀胱がんについては問題ないとされました。最終的に結果が得られるまでに15年以上を要しました。

個人的見解になりますが，安全性が社会問題（薬害を含む）化した原因として，次の4要素が特徴です。

①リスク最小化が不十分

②安全性評価が追いつかない

③これら（①と②）の2つが機能しないリスク管理

④企業の意思決定の誤り

3）因果関係を知ることは学習過程

本章では上記「② 安全性評価が追いつかない」について主に述べています。

安全性評価のためには，副作用を科学的に考えることが重要であることは先に述べました。このことについては，PMRJ 第4回提言『わが国の医薬品安全対策を科学的なものにするために』[1] をご参照いただければと思います。

表11-1は，前述のPMRJ 第4回提言の目次です[1]。ここでは，**表11-1**の（3）と（4）を中心に少し詳しく述べていきます。

4）個別症例の有害事象が「副作用の疑い」および「副作用」になる[2]

▶仮説の生成（Step 1）

「ある症例で“それ”が観察された」――これが疑いの始まりです（**図11-1**）。そして，別の症例でも“それ”同様の事象が観察されるようになります。これらが「仮説の生成」に当たります。

▶仮説の補強（Step 2）

さらに，「複数の症例で共通する発現パターンがある」という状態を経て，次は「仮説の補強」の段階になります。

「集積されたデータ（データベース，レジストリなど）でも，やはり観察されている」「“うちの薬”に関係しているかも…」「前向き研究でも予想された結果が得られた」等の状況です。

▶仮説の検証（Step 3）

そして最後に「仮説の検証」です。「公平な土俵で比較研究を行い証明された」「同じ方向を指し示すFindingsが蓄積してきた」となり，その結果，「それが本当である」，あるいは「その可能性が極めて高い」状態になっていきます。

表11-1 わが国の医薬品安全対策を科学的なものにするために―当局及び企業への提言―

1. 「副作用」の定義の見直しの必要性
   - （1）ICHガイドラインと異なる「副作用」の定義
   - （2）「副作用」と「副作用の疑い」との混乱
   - （3）個別症例の有害事象が「副作用の疑い」および「副作用」になるまでの流れ
     - 1）個別症例における因果関係評価（Step 1）
     - 2）集積された情報に基づく因果関係評価（Step 2）
     - 3）複数の試験・調査結果の一貫性（Step 3）
   - （4）個別症例の因果関係評価に依存せず，集積情報で因果関係評価を行う意義および 欧米のプラクティス
     - 1）個別症例の因果関係評価に依存せず，集積情報で因果関係評価を行う意義
     - 2）欧米のプラクティス
2. 市販後の使用成績調査の見直しの必要性
3. 当局および企業への提言

おわりに

このようなStepで検証されていくのが基本であり，およそ半数の症例はこの過程を踏んでいきます。しかし，ときには一足飛びに「仮説の生成」から，「その可能性が極めて高い」段階まで駆け上がるような症例もあります。肝障害，間質性肺炎，横紋筋融解症，血液障害，重篤な皮膚障害，過敏症等です。これらについては少数例であっても，1例1例のエビデンスレベルが高ければ，仮説の生成から仮説の検証に至ることがあります。

現在，日本の製薬企業で行われている安全性監視は，通常，仮説の生成のレベルまでです。

5）個別症例における因果関係の判断基準

個別の症例が報告されると，因果関係評価を行います（**表11-2**）[3]。そのときの評価のポイントは，リチャレンジ陽性（再投与による再発）であったり，症例病歴がしっかり書かれていて疑いの余地がなかったり，交絡するリスク要因がないなどです。表に挙げられた項目のすべてを満たさなくても，このうち多くを満たしていれば因果関係があると見なします。

表11-2の右欄「有害事象，薬剤（クラス）についての既知の知見」，すなわち当該症例に限らずその背景の情報でも，個別症例の事象を補足するような場合は副作用と見なします。たとえばその事象が，「過量投与の結果として，通常知られている」「対象となる患者集団では，その薬の投与なしで起こることが稀な事

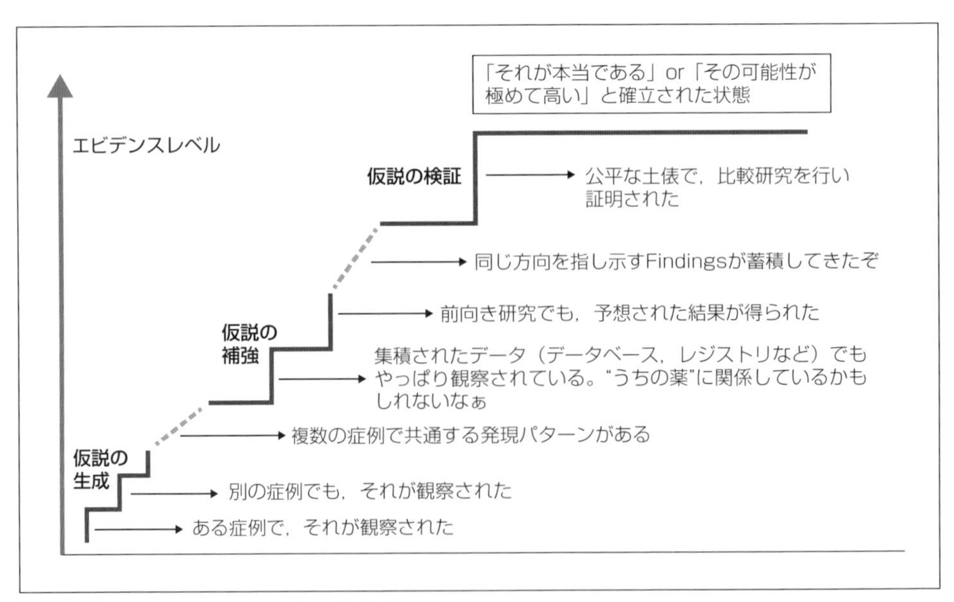

図11-1 因果関係を知ることは学習過程[2]
〔2015年度安全管理・調査（PV）エキスパート研修講座　第34講：開発後期及び市販後の臨床研究（製造販売後調査等を含む）における安全性データの収集と管理　小宮山靖氏のスライドより〕

象である」,「歴史的に薬剤性の事象であることがよく知られているもの」,「既知の作用機序」,「動物実験で同様な所見を示すもの」等です。これらの要因のいくつかが満たされれば，副作用，つまり**図11-1**のいちばん上のレベル，「それが本当である」,「その可能性が極めて高い」ということになります。

6）個別症例の因果関係評価に依存せず，集積情報で因果関係評価

一方，個別症例評価では判断できない場合があります。この場合は，集積された複数の情報に基づく因果関係評価を行うことになります（**表11-3**）[3]。

「2.発現割合がプラセボや対照薬に対して一貫して高い」ことで注意しなければいけないのは，統計的な有意差は問わないことです。統計的な有意差を気にする向きも多いのですが，安全性に統計的なことを過信してはいけません。

7）Mayboomによる副作用の分類

「副作用の分類」について知っていただければ，これまでの説明をよりよく理

表11-2 個別症例における因果関係の判断基準[3]

A. 個別症例に基づくエビデンス	C. 有害事象，薬剤（クラス）についての既知の知見
1. リチャレンジ陽性（再投与による再発）	1. 過量投与の結果として知られている
2. 疑いの余地がない（明確に特徴づけられ，十分に記録された特定の症例病歴）	2. 対象となる患者集団では（その薬なしで）起こることは稀な事象である
3. 事象発現までの時間が妥当	3. 歴史的に，薬剤性の事象であることが知られている（好中球減少症，SJS等）
4. デチャレンジ陽性（投与中止で消失）	4. 薬物動力学的エビデンス（相互作用等）
5. 交絡するリスク因子がない	5. 既知の作用機序
6. 曝露量や曝露期間から原因と効果の一貫した説得力のある説明が可能	6. 既知のDrug Class効果
7. 正確な病歴が裏付けられて説明可能	7. 動物モデル，in vitroモデルでの同様な所見
8. その症例の場合疑いの余地がなく容易に評価できる	8. その事象を引き起こす他の薬剤との特性の類似性
9. 併用治療が原因である可能性が低い	
10. 治験担当医師による因果関係評価	
11. 他に説明できる原因がない	

表11-3 蓄積された情報に基づく因果関係の判断基準[3]

B. 複数の症例に基づくエビデンス
1. 安全性に的を絞った研究でのポジティブな結果
2. 発現割合がプラセボや対照薬に対して一貫して高い（統計的に有意かは問わない）
3. 用量反応関係が認められる（固定用量あるいは漸増法の試験）
4. その事象による中止症例の割合が対照群より高い
5. 対照群に比較して，より早期に発現している，あるいは重症度が高い
6. 関連する症状のパターンに一貫性がある
7. 発現までの時間に一貫性がある
8. 異なる研究間で一貫した傾向が観察される
9. 臨床的状態や潜伏のパターンが一貫している

解できます。

Mayboom,R.H.B.は，1997年当時，副作用のタイプ分類を発表しました（**表11-4**）[4]。1970年代はタイプAとタイプBの副作用しかありませんでした。タイプAは「薬理作用の延長」で，薬理作用が効き過ぎたものです。たとえば鎮静剤による眠気，抗がん剤による脱毛，インスリンによる低血糖などです。これについては，臨床試験時にも生じることが多く，市販後も個別の症例報告で比較的すみやかに検証できます。

タイプBは，いわゆるidiosyncratic（特異体質的）な反応と呼ばれるもので，稀な患者にしか起こらない反応です。臨床試験時には生じることは稀です。残念なことに，多くは有害反応が起きてからでないと対処できないため重篤になりやすい，極めてやっかいなタイプの副作用です。

そしてもう1つが，97年にMayboomが提唱したタイプCです。これは「寄与原因」と呼ばれ，薬剤の寄与割合は少ないものの，薬だけの作用によるものではなく，ある程度の頻度で誰でも起こすような事象が，薬を使うことによってリスクが高まるものです。例としては，ステロイドと白内障，経口避妊薬による血栓症や乳がん，β刺激剤吸入と突然死などが表に示されていますが，2）節の2項目（因果関係評価が困難で社会問題化したままのもの），3項目（因果関係評価に長期間を要したもの）で述べたような事象も該当します。

タイプCの特徴を**図11-2**にまとめます[2]。タイプCは，「個別症例では因果関係の判定が困難であり，評価できないもの」であるので，集積された情報で判断することが重要となります。

表11-4 Mayboomによる副作用のタイプ分類（1997年）[4]

	タイプA	タイプB	タイプC
	必要で十分な原因	必要な原因	寄与原因
例	鎮静剤による眠気 抗がん剤による脱毛	アナフィラキシーショック Stevens Johnson Syndrome 再生不良性貧血	ステロイド白内障 経口避妊薬による血栓症・乳がん β刺激剤吸入と突然死
特徴	比較的高用量 高用量でより頻繁で重症 薬理学的作用 時間的関連性あり 特異性あり 実験的に確認されている 予見できる	低頻度 他の発生要因あり 自然発生率は低い 機序不明 時間的関連性あり 特徴的，特異的，重篤，可逆的	自然発生率の増加 発症までの期間が長いかさまざま 特徴的，重篤，持続的 機序は不確か 薬剤の寄与割合は小さい
検討に適した方法	臨床試験（Phase Ⅲ，Ⅳ） コホート研究 処方イベントモニタリング 自発報告・症例文献報告 動物実験	自発・症例文献報告 処方イベントモニタリング 症例対照研究 疾患登録 大規模情報源	症例対照研究 長期コホート研究 大規模情報源 長期間の処方イベントモニタリング

8）ここまでのまとめ

ここまで説明してきたことをまとめたものが**図11-3**です（文献2，一部改変）。図の左側はエビデンスレベルです。

まずStep 1では，個別症例で発現した有害事象が起きます。これが「合理的な可能性を示唆するか」（**表11-2**のAとCに該当する分：表4のタイプAとタイプB）――Yesの場合は副作用の疑い，Noの場合は判断しきれません。あるいは，一足飛びに「明らか」な副作用になります。自発報告の場合は，医師が「副作用の疑い」と報告してきますので，これも「副作用の疑い」に進みます。これが個別症例における因果関係評価です。

Step 1で判断できない場合は，Step 2「集積された情報に基づく因果関係評価」に進みます。ここでは，「対照群との比較，発現パターンの一貫性」を見ます（表3のB：**表11-4**のタイプC）。結果がYesの場合は潜在的な副作用，Noの場合は判断しきれないということになります。その中で明らかにリスクが高ければ副作用，リスクが低ければ副作用でないという結論を，この時点で出せる場合もあります。

さらに，Step 3では，「複数の試験・調査結果の一貫性」から，副作用かそうでないか，あるいは判断しきれずさらなる情報の集積が必要，ということになります。

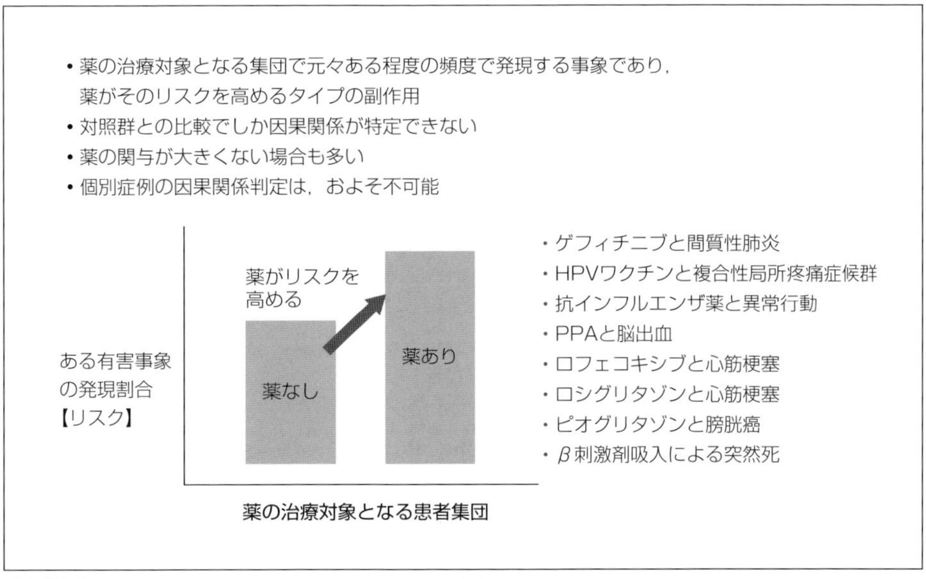

図11-2　タイプCの副作用（文献2，一部改変）

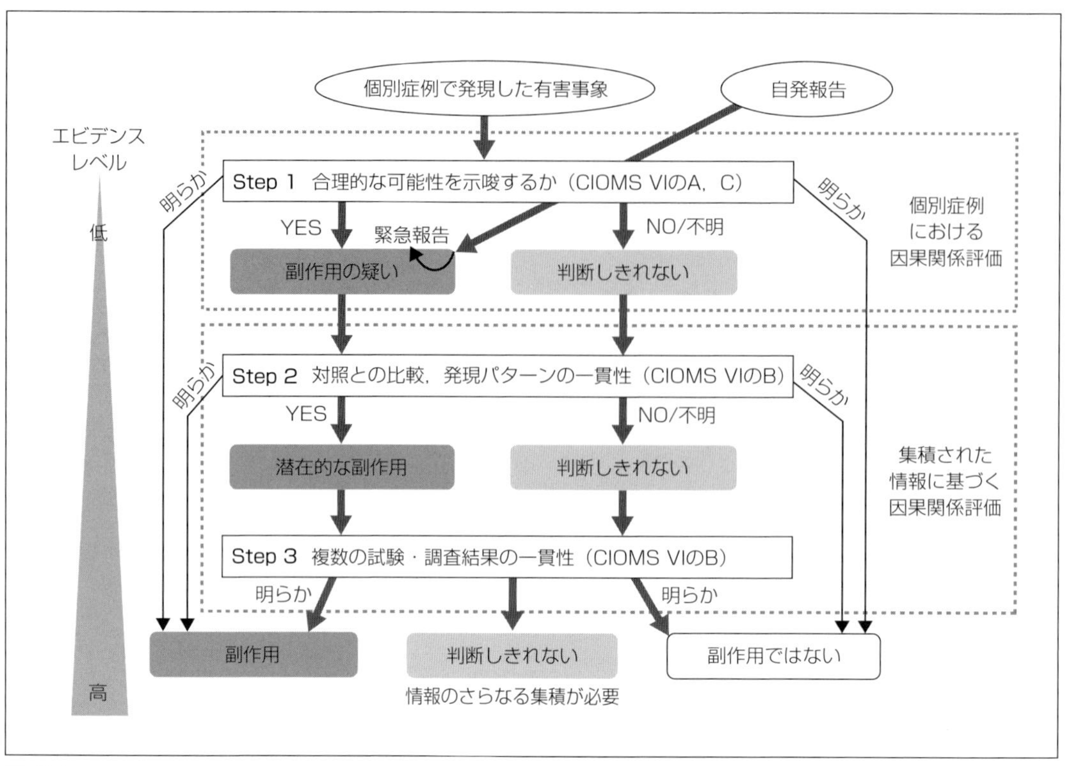

図11-3 個別症例で発現した有害事象が副作用と判断される過程[2)]

9）薬害を防ぐためには

これまで述べてきたように，安全性評価が科学的に行われたとして，薬害をいかにして防いでいくのか——個人的な見解を述べていきます。

▶「医薬品，医療機器等の品質，有効性及び安全性の確保等に関する法律」の遵守

医薬品，医療機器等の品質，有効性及び安全性の確保等に関する法律（医薬品医療機器等法）の遵守は当然のことであり，医薬品医療機器等法を遵守しているかぎり，薬害が生じることはほとんどないはずです。とはいえ，これまで薬害は歴史的にたびたび繰り返されており，薬害が生じるごとに従来の薬事法は改正されてきました。そもそも，現在の医療品医療機器等法が万全であるという保証はどこにもありません。

▶医薬品リスク管理計画（RMP）の作成と実行

そこで次の砦として，企業はリスクを科学的に正確に評価し，迅速にリスクを最小にすることに努めなければなりません。すなわち，「科学的なRMPの作成と実行」です。ここで注意したいのは,「科学的なRMPの作成と実行」とは，現在，日本で公表されているRMPの中に含まれている医薬品安全性監視計画（PVP）ではありません。薬害肝炎からの提言では，「ICH-E2Eガイドラインに沿って」

とあり，ここが最も重要であるにも関わらず，従来の使用成績調査，特定使用成績調査などが平然と羅列されています。したがって現状のRMPでは薬害は防ぐことはできません。

この部分を早急に科学的なRMPにしていくためには，本章でここまで述べてきたような，個別症例での評価と集積情報での評価に基づくレベルでの科学的な評価を行っていくことが不可欠です。それができて初めて，医薬品医療機器等法を補うRMPとなります（後述の「3. PMRJの提言」を参照）。

▶企業の意志決定

そして，最後の砦として，「企業の意思決定」があります。意思決定は誠実で倫理的でなければなりません。意思決定を誤ってしまうと薬害に繋がってしまいます。

医薬品リスク管理計画には，次の3項目があります。

①安全性検討事項:安全性の問題のうち重要なもの（リスク）。現時点でわかっているリスク，不明なリスクを特定。

②医薬品安全性監視計画:既知の副作用でも，それがどれくらい問題なのかを，不明なリスクについてはその情報を，収集する活動を計画。

③リスク最小化計画：特定されたリスクについて，それができるだけ起こらないようにするための活動を計画。

この中で特に，2番目の医薬品安全性監視計画をしっかり行っていくことが重要であり，喫緊の課題です。もちろん③のリスク最小化策の適切な実行が重要であることは言うまでもありません。

2 2000年以降，安全性が問題となった事例と考察

1）ゲフィチニブ（イレッサ）と間質性肺炎，その後の効能変化

イレッサと間質性肺炎，その後の効能変化について，**表11-5**にまとめました。

日本では2002年，世界で最初に承認申請されましたが，10年以上経って，薬剤のリスク・ベネフィットバランスがうまくとれた薬になりました。その経緯です。

2002年，日本でイレッサは非小細胞肺がんについての承認を受けて，それからわずか数か月後に緊急安全性情報が発出されました。2003年，アメリカで承認され，欧州連合では申請承認されました。しかし，2005年，アメリカでは新規患者への投与が禁止されており，欧州連合では申請承認が取り消されています。

2005年に海外で，EGFR遺伝子変異陽性患者で特異的に奏効するという発表が

表11-5 ゲフィチニブの日米欧での経緯

	日本	米国	欧州連合
2002	承認：NSCLC 同年，緊急安全性情報		
2003		承認：NSCLC	承認申請：NSCLC
2005		新規患者への投与禁止	承認申請取消し
2006	間質性肺炎に関する薬剤疫学研究結果発表		
2009			承認：EGFR遺伝子変異陽性の局所進行または転移を有するNSCLC
2011	効能をEGFR遺伝子変異陽性に変更		
2012		承認申請取下	
2014		EGFR遺伝子変異陽性のNSCLC患者に対する第1選択薬として申請	
2015		承認	

ありました。2006年には緊急安全性情報が出た後，間質性肺炎が他の抗がん剤と比べてどのくらいのリスクがあるのかを検証する，日本ではかなり珍しく貴重な薬剤疫学研究が発表されています。このような研究がなされたのは，大いに評価されるべきことと考えます。

EGFR遺伝子変異については，その後，ヨーロッパでは，EGFR遺伝子変異のある患者であれば使えるという，効能を絞った承認がなされています。2011年，日本でも効能がEGFR遺伝子変異陽性に変更されました。米国では非小細胞肺がんの承認は取り消されましたが，EGFR遺伝子変異陽性患者に対する第1選択薬として申請され（2014年），承認（2015年）されています。当初は間質性肺炎というリスクが問題でしたが，その後は効能を絞ることにより，ベネフィット・リスクバランスが保たれることとなりました。

2）抗インフルエンザ薬と異常行動

日本では医薬品と重大な安全性問題が一旦マスコミ等で大々的に取り上げられると，その後は明確な結論が出せないのが現状です。

2014年の医薬品等安全対策部会安全対策調査会の議事録（第二部）が公表されています（2014.10.29）。議事録には，「データがまだ不十分だったり，あるいは検討の余地もあるということなので，完全な結論はもちろん言えないのですけれども，タミフルを含めて抗インフルエンザ薬の服用と異常行動あるいは突然死等の因果関係を示唆する結果は今のところ出ていないと考えられると思います」とあります[5)]。

表11-6　インフルエンザ罹患に伴う異常行動研究[6)]

・重度の異常な行動の服用薬別の報告件数は，タミフル15件（11件），アセトアミノフェン22件（12件），リレンザ7件（3件），イナビル10件（4件），であり，これらの医薬品の服用がなかったのは11件（6件）であった。
〔( ) の件数は，突然走りだす・飛び降りの内数〕

・したがって，これまで同様に，抗ウイルス薬の種類，使用の有無と異常行動については，特定の関係に限られるものではないと考えられた。

この調査会では，**表11-6**に挙げる研究[6)]にて検討していますが，これは異常行動を医学的に定義し，異常行動発現症例に焦点を当てて収集しているもので，当分，最終結論は出ないものと思われます。

3）HPVワクチンと複合性局所疼痛症候群（Complex regional pain syndrome）

HPVワクチンについても，難しい問題が多々あります。

表11-7は厚生労働省・安全対策部会安全対策調査会の資料です[7)]。左欄にその概要を，右欄に海外の状況について，論点1として内容を整理しています。概要を見ていくと，背景情報として海外の状況・その他のワクチンとの比較，病態について等，非常に詳しく検討されています。この結論についての議事録は見当たりませんでしたが，時事通信の配信では，以下のような調査会結果が書かれていました（時事通信2015年9月17日（木）17時23分配信）。

〇副作用疑い，1割未回復＝子宮頸がんワクチン，勧奨中止維持
子宮頸がんワクチンを接種した女性から全身の痛みなどの訴えが相次いでいる問題で，厚生労働省は17日，副作用の疑いが報告された接種者のうち1,739人を追跡調査したところ，約1割に当たる186人が未回復だったことを明らかにした。検討会は調査結果について議論したが，接種時の痛みや不安をきっかけに症状が表れる「心身の反応」「機能性身体症状」とする従来の見解を維持。一方，訴えを受けて中止している接種勧奨は，引き続き控えると決めた。今後，ワクチンを打っていない女性に同様の症状が出ているかなどを調べ，症状がワクチンの成分によるものかを検証する。厚労省によると，ワクチンが発売された2009年から14年11月までに約338万人が接種した。メーカーか医師から副作用の疑いが報告されたのは，0.08%に当たる2,584人だった。主に医師を対象に追跡調査を試みたところ，1,739人の状態が判明。うち1,550人は回復したか，通院が必要ない状態に改善していたが，186人は頭痛や倦怠感，筋力低下などの症状が回復していなかった。（下線，筆者）

この中の下線部，「1,739人を追跡調査したところ，約1割に当たる186人が未回復」「今後，ワクチンを打っていない女性に同様の症状が出ているか」は重要です。要は接種を受けた人と受けていない人との比較をしないといけない，ということです。

最終的な頻度については，「約338万人が接種して，0.08%に当たる2,584人だった」と述べています。しかし，これは接種群だけの数字です。もちろんこのような副反応の被害に実際に遭われた方についての検討も，十分に深めていくことも不可欠です。

一方では，子宮頸がんによる死亡者数は，日本では毎年3,000人くらいであるとも言われています。そのベネフィット・リスクバランスについても，十分，議論していくことが重要でしょう。

HPVワクチンだけに限らず，ワクチン全般についての問題は，PMRJのホームページにも，PMRJからの提言「我が国のワクチン副反応報告制度および安全対策関連のインフラ整備に関する提言」[8]として掲載されているのでご参照下さい。

4）フェニルプロパノールアミン（OTC薬）と出血性脳卒中

フェニルプロパノールアミン（以下，PPA）の問題は，日本の実情をよく表

表11-7 子宮頸がん予防（HPV）ワクチンの副反応に関する論点整理[7]

概要	論点1　海外の状況
第5回（12月16日）及び第6回（12月25日）副反応検討部会における審議を踏まえ，子宮頸がん予防ワクチンの接種後に広範な疼痛又は運動障害を来した症例を中心に，以下のように論点を整理した。 Ⅰ 背景情報について 1. 海外の状況 2. 2剤比較及びその他のワクチンとの比較 Ⅱ 病態について 3. 既知の自己免疫疾患等として診断がついている症例について 4. 病態に関する仮説 5. Ⓐ神経学的疾患の可能性について 6. Ⓑ中毒の可能性について 7. Ⓒ免疫反応の可能性について 8. Ⓓ心身の反応の可能性について 9. 心身の反応が惹起された原因 10. 因果関係が否定出来ない症例 11. 慢性に経過する症状について Ⅲ 治療及び接種時に注意すべき事項について 12. 治療 13. 接種時に注意すべき事項	副反応報告については各国で仕組みが異なっており，報告頻度は一概には比較できないものの，以下の知見が得られた。 【知見】（第6回　資料11） ①我が国における子宮頸がん予防ワクチンの接種後の副反応報告全体の頻度は，海外と比較して格段高いわけではない。 ②副反応のうち，広範な疼痛以外の各疾患・症状が発生したとする副反応の報告頻度についても，我が国は海外と比較して格段高いわけではない。 ③一方，接種後に広範な疼痛を来した症例については，我が国よりも報告頻度は低いものの，海外でも報告されている。ただし，海外当局は，これらの症例について，発症時期・症例・経過等に統一性が無いため，単一の疾患が起きているとは考えておらず，ワクチンの安全性に懸念があるとは捉えていない。 【論点1】 海外の状況に係る調査結果については，上記のように整理できるのではないか。

しているので，やや古い事例ですがご紹介します（**表11-8**）[9]。

1969年以降，アメリカではPPAが食欲抑制剤として多用されていました。というのも，肥満の人が多いからです。PPAが原因と疑われる若年女性の脳出血が多数報告され，91年，PPAと脳出血に関する症例対照研究が実施されました。実はこの研究はOTC薬のメーカーが費用を出して外部研究者に依頼したもので，利益相反の問題にも関わります。ところがその結果は，女性で食欲抑制剤として高用量（鼻づまりの場合は低用量）を使うと，PPAと脳出血の間に強い関連が認められ，その結果は雑誌にも公表されました。これをもってアメリカでは自主的な撤退，日本では用量が低いために注意喚起の強化が図られています（2000年）。

2002年，韓国では，アメリカと同様のデザインでの研究を開始しています。研究を行った動機は，1991年のアメリカの研究は高用量の場合ですが，アジア人では脳出血はもともと多いことから，普通の用量でもリスクがあるのではないかというものでした。

2003年になり，日本では新たに症例報告を蓄積し，厚生労働省はPPAをPSE（プソイドエフェドリン）に切り替えています。これは予防安全としては，正しい動きでしょう。2007年，韓国の研究結果では，風邪薬として使用されている低用量でもPPAが脳出血のリスクを高める可能性を示唆しました。つまり，韓国はきちんと検証しましたが，日本は症例が蓄積されてから切り替えたわけで，そのあたりは残念なところです。実は2000年に注意喚起されるまでは，日本では症例報告が1例しかありませんでした。ところが注意喚起後は7例の症例報告が蓄積されています。これは決して注意喚起後にリスクが高まったわけではなく，よく言われる“後付けバイアス”であったとも解釈できます。本来であれば，これほど広範囲に使用されている薬剤であることから，日本でも科学的に検証する研究をすべきであったと考えられます。

表11-8　フェニルプロパノールアミンと脳出血（文献9より抜粋）

- 1930年代より欧米でフェニルプロパノールアミン（PPA）は抗アレルギー剤（鼻づまり）として販売（OTCとしても）
- 1969年以降，米国で食欲抑制剤として使用していたPPAが原因と疑われる若年女性の脳出血の症例が多数報告される
- 1991年 PPAと脳出血に関する症例対照研究を実施，女性で食欲抑制剤（高用量）としてのPPAと脳出血との間に強い関連（OR=16.58）が認められる（2000年にNEJMで公表）
- 2000年 米国では自主的な撤退，日本では注意喚起の強化
- 2002年 韓国で米国と同様のデザインでの研究開始
- 2003年 日本では新たに7例の症例報告が蓄積したことから，PPAをPSE（プソイドエフェドリン）に切り替え
- 2007年 韓国における研究結果として風邪薬として使用されている用量でもPPAが脳出血のリスクを高める可能性を示唆

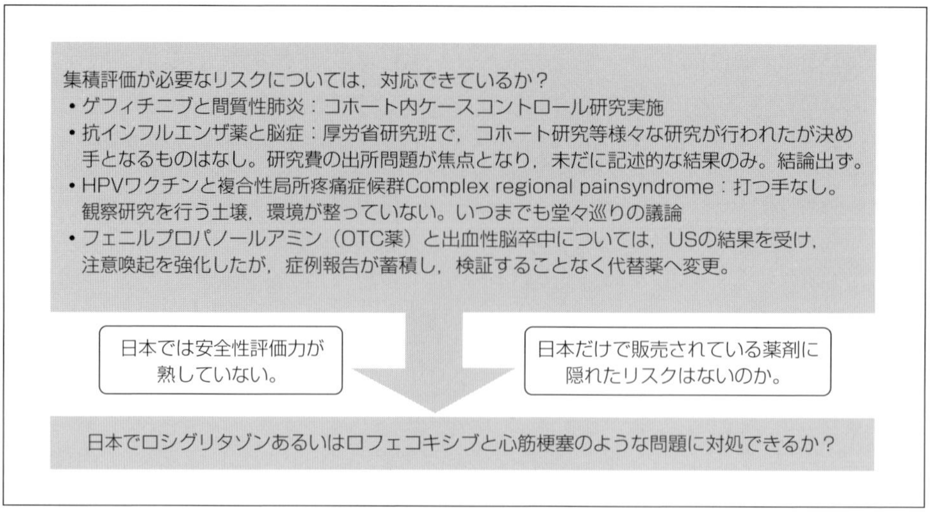

集積評価が必要なリスクについては，対応できているか？
• ゲフィチニブと間質性肺炎：コホート内ケースコントロール研究実施
• 抗インフルエンザ薬と脳症：厚労省研究班で，コホート研究等様々な研究が行われたが決め手となるものはなし。研究費の出所問題が焦点となり，未だに記述的な結果のみ。結論出ず。
• HPVワクチンと複合性局所疼痛症候群Complex regional painsyndrome：打つ手なし。観察研究を行う土壌，環境が整っていない。いつまでも堂々巡りの議論
• フェニルプロパノールアミン（OTC薬）と出血性脳卒中については，USの結果を受け，注意喚起を強化したが，症例報告が蓄積し，検証することなく代替薬へ変更。

日本では安全性評価力が熟していない。

日本だけで販売されている薬剤に隠れたリスクはないのか。

日本でロシグリタゾンあるいはロフェコキシブと心筋梗塞のような問題に対処できるか？

図11-4 日本で問題となった安全性の懸念の特徴（2000年以降）

5）事例のまとめ

ここまでの事例を総括すると，日本は安全性評価力が熟していないと言えます（**図11-4**）。海外で大きな問題となったロシグリタゾン，ロフェコキシブと心筋梗塞リスクについて，この2つの薬剤については正反対の結論が得られ，前者は大きなリスクではないという結果に，後者は市場撤退となりました。もしこれらの薬剤が日本だけで販売されていれば，このような問題（心血管リスク）は発覚しなかったでしょう。

日本だけで販売されている薬剤に隠れたリスクはないのか。さらには，先がけ審査が行われた時，現状のようなリスク評価のままであったら，その後海外でリスクが判明しても，日本では何もしていなかったという事態にはならないか――これはいわゆる不作為に当たり，場合によっては薬害に発展します。

同様に抗インフルエンザ薬と異常行動，ワクチン問題については，いつまでも堂々巡りの議論で根本的問題解決を図るには，専門家委員会での議論で解決できるものではありません。安全性評価ができるもっと大きな枠組みの構築が必要であることについては，すでに見識ある識者の間では議論され，ワクチンにもマイナンバー制度を導入しようとの動きはありますが，医薬品の安全性評価にも早急に導入が望まれます。

表11-9　薬害を防ぐために：科学的に副作用を評価すること（古閑）

- 医薬品医療機器法を順守することだけでは薬害は防ぎきれないことが，過去の薬害により証明されている
- そのために医薬品リスク管理計画（PVP）がある。懸念される事象に対して，科学的に評価する能力を備えておくことが大前提
- 先駆け審査等，日本が最初に市販する際には特に従来のPVPのままでは安全性を確保できない可能性がある
- わが国では，個別症例評価は問題ないが，場合によっては比較対照群を有した観察研究，臨床試験などの集積評価も必要である（安全性監視計画（PVP）を医薬品リスク管理指針に述べられているとおり，ICH E2Eに準じた科学的なものとすべき）
- そのためにはこれらに供するためのさまざまなデータベースが使用できるようなインフラ整備，法的な整備が不可欠である
- それ以前に，使う側，評価する側の薬剤疫学に対するリテラシーを高めておくことを忘れてはならない

3 PMRJの提言─当局および企業への提言─

PMRJの提言（**表11-1**）の「3.当局及び企業への提言」では，当局への提言として，次の3つを挙げています。

①「副作用」の定義の見直しとPV視察の強化

②3,000例調査などの定型化された調査の廃止と，リサーチ・クエスチョンに基づいた調査の実施

③RMP通知の改正

RMP通知自体には，正論が書かれています。ただし，実装の段階には従来どおり元に戻っています。こればかりは早急に手を打たないといけません。

また，製薬企業への提言として，次の3つを挙げています。

①規制当局への働きかけ

②使用成績調査の抜本的見直し

③市販後安全対策における各種制度の更地からの見直しに向けた提案

最後に，薬害を防ぐためには科学的に副作用を評価することが喫緊の課題であることをもう一度ここに繰り返し，本章を終わりとしたいと思います（**表11-9**）。

文　献

1）医薬品医療機器レギュラトリーサイエンス財団：第4回提言 わが国の医薬品安全対策を科学的なものにするために．2014.
http://www.pmrj.jp/teigen/PMRJ_proposal4_Safety.pdf

2) 小宮山靖：2015年度安全管理・調査（PV）エキスパート研修講座第34講「開発後期及び市販後の臨床研究（製造販売後調査等を含む）における安全性データの収集と管理」資料．医薬品医療機器レギュラトリーサイエンス財団，2015.
3) CIOMS Working Group Ⅵ：Clinical Report；Management of Safety Information from Clinical Trials, Appendix 7. Causality Criteria and Threshold Considerations for Inclusion of Safety Data in Development Core Safety Information（DCSI），2005.
4) Mayboom,R.H.B., et al.：Principles of Signal Detection in Pharmacovigilance. Drug Safety, 16（6）；355−365，1997.
5) 厚生労働省：平成26年度第6回薬事・食品衛生審議会 医薬品等安全対策部安全対策調査会議事録（第二部），2014年10月29日
http://www.mhlw.go.jp/stf/shingi2/0000070122.html
http://www.mhlw.go.jp/file/05-Shingikai-11121000-Iyakushokuhinkyoku-Soumuka/0000063398.pdf
6) 岡部信彦ほか：インフルエンザ罹患に伴う異常行動研究：2014年3月31日までのデータ取りまとめ 2013/2014シーズン報告<平成25年度厚生労働科学研究費補助金（地球規模保健課題推進研究事業）インフルエンザ様疾患罹患時の異常行動の情報収集に関する研究>．厚生労働省，2014.
7) 厚生労働省：第15回厚生科学審議会予防接種・ワクチン分科会副反応検討部会，平成27年度第4回薬事・食品衛生審議会医薬品等安全対策部会安全対策調査会 資料．2015.
http://www.mhlw.go.jp/stf/shingi2/0000097690.html
8) 医薬品医療機器レギュラトリーサイエンス財団：第5回提言 我が国のワクチン副反応報告制度および安全対策関連のインフラ整備に関する提言．2015.
http://www.pmrj.jp/teigen/PMRJ_proposal5_Vaccine.pdf
9) 久保田潔，景山茂編：薬剤疫学の基礎と実践．p34−38，医薬ジャーナル社，大阪，2010.

Profile

レギュラトリーサイエンス財団 研修担当参事 **古閑 晃**

1977年広島大学工学部修士課程修了。日本（5年），スイス（15年），スウェーデン・英国（3年）の製薬会社を経て，2000年に米国の製薬会社である日本イーライリリーに入社，2012年に定年退職後，コンサルタントとして同社在籍。PMRJ研究企画コーディネーター担当参事，武庫川女子大学薬学部/大阪薬科大学/慶應義塾大学薬学部非常勤講師。

第12章 副作用被害の拡大をいかにして防ぐか—ランマークの経験から—

公益財団法人がん研究会有明病院薬剤部 薬剤部長　濱 敏弘

◆ はじめに

1）安全性情報を利活用するための２つの要素

安全性情報を利活用するためには，2つの要素が必要であると考えます。

①製薬企業は，医療機関で安全対策を立案，実施するために必要な情報を提供する。

②医療機関は，提供された情報をもとに，安全対策を立案・実施・評価する体制を整備する。

1つめは製薬企業側の問題，2つめは医療機関側の問題です。つまり，鍵と鍵穴のような関係で，両方がうまくかみ合わないと安全対策はできません。

では，どのような情報が必要かと言うと，いわゆる情報の品質ということになります。以前は医療機関に情報提供してくれていた人は“MR”でしたが，最近は“MA”（medical affairs）という呼び方にもなってきていますし，かつてはインタビューフォームや添付文書が中心だった情報提供も，RMP（医薬品リスク管理計画），PVP（医薬品安全性監視計画）など，医療現場ではよくわからない言葉が闊歩しています。ただ，仕組みが変わったり名前が変わったりしても，本質的な情報の質が変わらなければ，あまり意味がないのではないかと私は思っています。

情報の質を変えていくには，情報をつくる製薬企業側の作り手に，医療現場で何が必要であるのか，そして今どういう情報が不足して安全管理ができないのかを理解してもらうことが重要であると考えます。

一方，医療機関側も，製薬企業から提供された印刷物をそのまま院内に配布しても，あまり効果がないことはわかっています。そこで，さまざまな対策をとるわけですが，他の病院の行っている方法をそのまま採り入れても実はあまり役に立ちません。その施設の現状に即した安全対策を立案していかなければ，成果は上がりません。そのためには個人で対策を立案するのではなくチームで対応すべきで，しかも状況に応じたいろいろな職種や組織を活用して行うことが有益です。それも，いわゆる薬事委員会や，当院であればレジメン管理委員会などの組織に全部押し込み，そこですべてを決めるのではなく，臨機応変にいろいろな組織や人を使って安全対策を行っていかなくては，実効性のある成果が上がらないと考えます。

2）新規抗がん薬導入時の安全対策

当院では抗がん剤を非常に多く使用しています。抗がん剤は必ず重篤な副作用を伴うので，安全に導入するための対策を行っています。その安全対策と基本的な考え方を紹介していきます。

当院の場合，抗がん剤の新薬を導入する時は，院内で採用するかどうかを決める「薬事審査委員会」と，レジメンの可否を決める「レジメン審査委員会」に諮ります。また，これとは別に，実際にその薬を使う診療科の医師，薬剤師，看護師等からなる「新薬導入チーム」を編成します。新薬導入チームは，治験時のデータ——多くの場合は海外のデータになりますが，海外での使用経験を踏まえて当院のシステムの中でどのようにしたら効果的に安全に導入できるのか検討し，マニュアルを作成します。そして，マニュアルができなければ，投与を開始しないと決めています。このプロセスが，病院内の「医薬品リスク管理計画の立案」に当たります。

具体的には，

・患者選択基準，除外基準を決める。
・減量・中止基準を決めておく。
・同意・説明文書や指導用資材（患者説明用資材）を作成して確認をする。
・予想される副作用に対する支持療法薬を標準化しておく。
・看護師が副作用を発見するための観察項目や，観察時間等を決めておく。
・その他導入にあたっての課題。

このようなことを決めておき，文書化・マニュアル化しています。

3）チームの目的と手法

繰り返しになりますが，新薬導入チームの目的は，新規抗がん剤の円滑な導入と，適切な安全管理を図ることです。その手法としては，新薬導入のためにミーティングを開催して問題点を整理し，導入に必要な課題を各職種に割り振って，持ち帰って検討してもらいます。そして再び集まって，チームミーティングで合意を得て，新薬導入マニュアルを作成します。

導入後も一定期間（半年～1年），定期的に症例検討を行い，自分達が決めたマニュアルが適正であるかどうか確認します。問題があれば修正または改訂しますし，特に問題がなければ，そのチームは解散となります。

4）チーム構成と役割

新薬導入チームの構成と役割は，**図12-1**のとおりです。医師は全体のマネジ

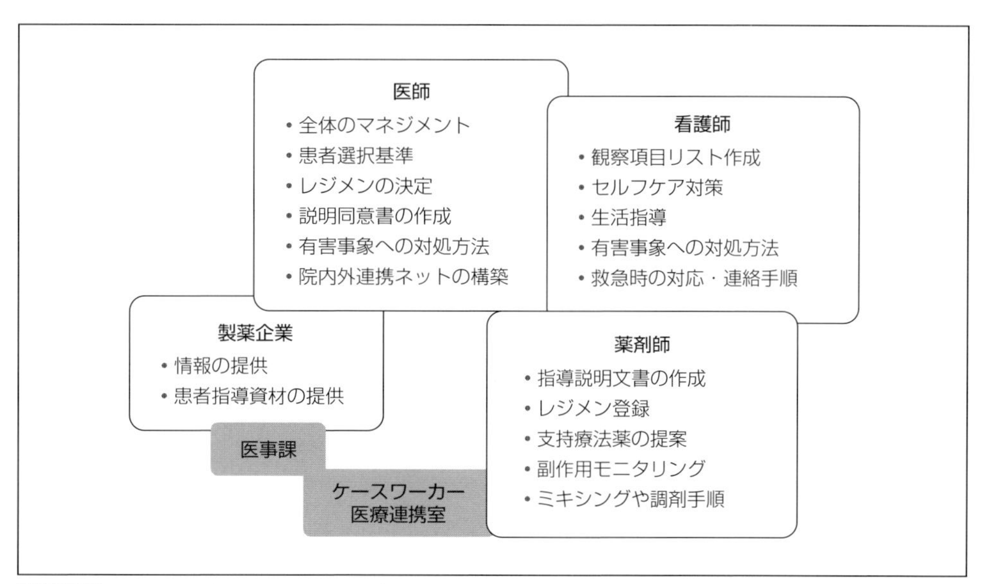

図12-1　チーム構成と役割—それぞれが職能を活かした持ち場に責任を持つ—

メントと患者の選択基準，あるいはレジメンの決定，連携などについて主に担当しています。看護師は観察項目リストの作成や，生活指導，有害事象が起きたときの対処方法を，薬剤師は指導説明文書の作成，レジメン登録，副作用モニタリング等を担当しています。

チームの中には，最初は製薬企業の人にも入ってもらいます。これは情報や患者指導用資材を提供してもらうためで，病院側から依頼や提案を行うこともあります。

1　事例から考える安全対策

前節で述べたような安全対策のシステムを持つ当院で，このシステムが本当に機能しているかどうかを，2つの事例で紹介します。

1つめはランマーク®の事例です。当院はがん専門病院なので，多くの診療科でランマーク®を使います。つまり複数の診療科で，多くの症例に使用される事例で，低Ca血症の発症がコントロールできているかどうかを見ていきます。また，ランマーク®にはブルーレター（安全性速報）が発出されましたが，その対応ができているかも見ていきます。

もう1つは最近の事例で，ジェブタナ®の事例を紹介します。ジェブタナ®はランマーク®と違って，泌尿器科で少数の患者を対象に使われます。ファーストラインのドセタキルが使用できない患者さんに使う治療法で，発熱性好中球減少

表12-1 ブルーレターが出るまでの院内対応（2012.8/21～9/10）

8.21（火）	・DI担当者⇒MRより「適正使用のお願い」が出る旨の情報入手
8.22（水）	・DI担当者⇒PMDAや第一三共のHPにて「適正使用のお願い」を確認 『国内で低カルシウム血症による死亡例が1例報告された。腎機能が悪い患者であった。また，発売後約3カ月で低カルシウム血症が51例報告された。』 ・夏休み中の薬剤部長へメール（⇒8.24確認） ・同剤使用患者をPICS（服薬指導支援システム）にて把握⇒約100名
8.23（木）	・DI担当者⇒薬剤部朝礼にて薬剤師へ周知，診療科医師へ情報提供を指示
8.27（月）	・DI担当者⇒第一三共HP内より「発売後3カ月間の副作用状況」入手 ・薬剤部長⇒各診療科キャンサーボード，カンファ等で情報提供と記録を指示（～9.10） 乳腺内科・血液腫瘍科・頭頸科・呼吸器内科・消化器内科外科・婦人科・総合腫瘍科・●棟・●西・●東・●西・西病棟・ATC外来，外来等
8.28（火）	・DI室にて，ランマークによる低カルシウム血症への対応について協議 ・薬剤部長，総合腫瘍科部長と相談，化学療法部運営小委員会の議題へ
8.29（水）	・DI-News 発行
9. 3（月）	・薬事審議委員会にて情報伝達
9.10（月）	・化学療法部運営小委員会⇒各科から状況と対応を報告，化学療法委員会で今後の対応を決める（方針） 乳腺：新カルシチュウ，呼吸器：ワンアルファ＋アスパラ－CA，泌尿器：ワンアルファ等

症（FN）の発症のコントロールが難しいため，その対策がきちんと機能しているかを見ていきます。

2 ランマーク皮下注（重篤な低Ca血症）

1）ブルーレターの発出まで（8/21~9/10）

当院の安全対策の仕組みについて付け加えます。当院の医薬品情報管理室（薬剤部DI室，以下DI室）では製薬企業の人とヒアリングを行うと，「対応報告書」をつくって記録をしています。報告書の内容は，①事例の概要，②記録者，③対応開始日と終了日，④情報収集の経過，⑤院内対応の経過，⑥情報伝達記録，等です。この対応報告書の記録をもとに，ブルーレターが出るまでの主な院内対応を時系列で紹介します（**表12-1**）。

【8/21】 DI担当者が製薬会社のMRより，ランマーク®の「適正使用のお願い」が出るという情報を提供されます。この時は情報提供が夕方だったので，実際に情報を入手するのは翌日になります。

【8/22】DI担当者は，PMDA（医薬品医療機器総合機構）と第一三共のホームページから,「適正使用のお願い」を入手します。ここに書かれていたことは,「国内で低カルシウム血症による死亡例が1例報告された。腎機能が悪い患者であった。また,発売後3カ月で低カルシウム血症が51例報告された」という内容でした。

また，PMDAからプッシュメールが来るので，URLをクリックしていくと上記の情報を入手することができます。ほとんどの病院は，このような「適正使用のお願い」が出ると，これを院内配布することになると思います。ところが，これを配ったからといって，すべての医師が見るわけではありませんし，これだけで何か診療が大きく変わることはまずありません。つまり，あまり効果がないということは，経験的にわかっています。当院でも，紙ベースで配布をしますし，最近はイントラネットが発達してきているので，各医師に対してネットで「DI－News」の配信をしますが，見る人は見てくれますが見ない人は見ない，という状況です。

そこでまずDI室では，このような死亡例が出た事例については，当該薬を使用している患者をピックアップします。最近は電子カルテシステムや，服薬指導の記録をつけるための服薬指導ツールといったものがあり，薬歴を電子的に管理できます。この場合は,「ランマーク®を使ったことのある患者」ということでピックアップが可能です。この時点で約130名の患者さんがランマーク®を使っていることが抽出できました。ピックアップを行ったのは2012年8月22日現在なので，6月1日から8月21日までの期間の，患者名，投与開始日，診療科と処方医のリストを出します（**図12-2**）。結果は10分くらいで出てきます。このようにして患者を特定することができます。

2012年08月21日

処方歴一覧

対象薬品1：ランマーク皮下注120mg
対象薬品2：
対象期間：2012年06月01日　2012年08月21日

患者ID	患者名称	開始日	伝票区分	診療科	担当医師名	薬品名
0000						ランマーク皮下注120mg
0000						ランマーク皮下注120mg
0000						ランマーク皮下注120mg
0001						ランマーク皮下注120mg
0001						ランマーク皮下注120mg
0001						ランマーク皮下注120mg
0001						ランマーク皮下注120mg
0001						ランマーク皮下注120mg
0001						ランマーク皮下注120mg
0001						ランマーク皮下注120mg
0001						ランマーク皮下注120mg
0002						ランマーク皮下注120mg
0002						ランマーク皮下注120mg
0002						ランマーク皮下注120mg

図12-2 処方医と使用患者の特定

患者の特定をすると同時に医師別にソートをかけて，「あなたの患者さんで今，この薬剤をこれだけ使っている」という情報提供が可能になります。ここで重要なのは，情報のレベル分けです。全部の情報提供でこれを行っていたら，逆に医師は見てくれません。次に示すのがレベル分けです。

・レベルC：「DI-News」をイントラネット等で全員に配信します（**図12-3**）。
・レベルB：レベルCに加えて，特定の診療科，特定の医師に薬剤師が直接情報提供します。カンファレンス等で薬剤師が発言して情報周知を図ります。
・レベルA：レベルBに加えて，患者さんを特定し，特定の処方医に直接，患者リストを渡します。対象になるのは，「緊急安全性情報（イエローレター）」「安全性速報（ブルーレター）」「リコール情報」が出た時などです。

レベルAの場合，基本的には患者さんの次の診察日に医師から説明してもらい，緊急性が高ければ患者さんのご自宅に連絡することも可能なシステムになっています。

ランマーク®の場合はブルーレターが出る前でしたが，医師がよく使っている薬であること，当院では問題意識があったことなどから，レベルA対応で患者さんの特定を行いました。

こういった情報は，薬剤部長（医薬品安全管理責任者）である私に直接伝えられますが，私がちょうど夏休みであったため，情報を知ったのは8月24日でした。この時は，薬剤部で毎朝行っているミーティングの席上，DI担当者から薬剤師に対して，「ランマークに適正使用情報が出たので，各診療科に伝達してください」という指示が出されました。

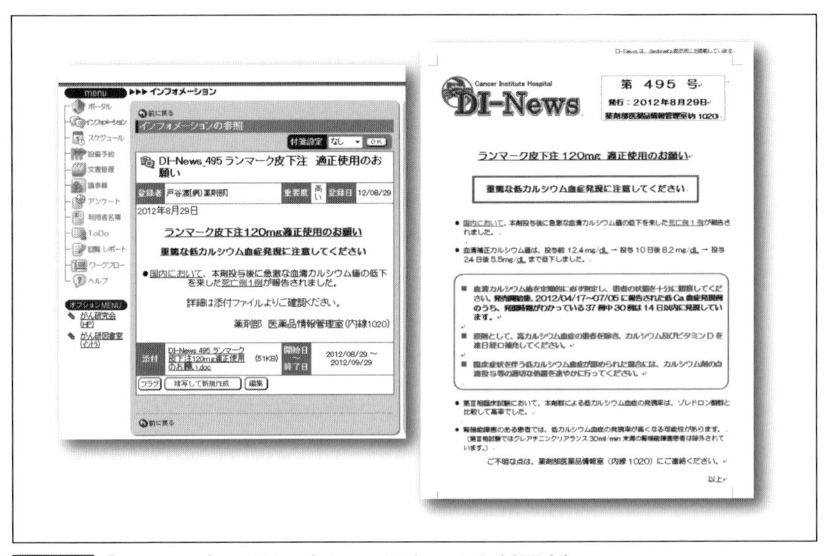

図12-3 「DI-News」の発行（イントラネットと紙配布）

【8/27】 週が明けて8月27日の月曜日，製薬会社の人に来てもらって情報の確認をすると同時に，各診療科のキャンサーボード・カンファレンスでこの情報を処方医に詳しく伝えることにしました。通常はたいてい1週間で情報周知を終えますが，ちょうど夏休み期間中で医師も休んでいたため，「9月10日までに当該の医師に必ず面談をして情報提供をすること」という指示出しをしました。病棟担当薬剤師は情報提供を行ったら，「医薬品安全情報提供の記録」（**図12-4**）という書類をDI室へ提出します。これには，①いつ，②どこで，③だれが，④何を，⑤だれに，どういう情報提供したかが書かれ，これを記録に残すようにしています。たとえば，「8月27日，乳腺外来で，乳腺内科のミーティングの席で，薬剤師○○が，ミーティングに出席した全員（医師，看護師，他の薬剤師等）の名前を記入し，これだけの人に対して，ランマーク®の低カルシウム血症の情報提供をした」という記録を残します。

このような「医療品安全情報提供の記録」が各診療科や外来から集まるので，DI室では，情報を伝えなければいけない人全員に伝えられているかどうかの確認ができます。9月10日までに終えた情報提供の内容は，**表12-2**のとおりです。

【8/28】 情報収集と同時に，次は対策を考えなければいけません。8月28日，ランマーク®による低カルシウム血症に対して，どのような対応をするのかミーティングを行っています。この会議にはDI担当者，薬剤部長，腫瘍科の医師が入り，議論をしています。

【9/10】 化学療法部運営小委員会にて，ランマーク®による低カルシウム血症

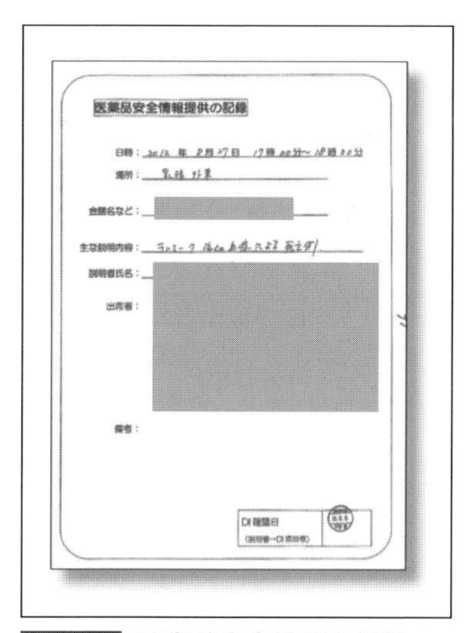
医薬品安全情報提供の記録

日時：

場所：

会議名など：

主な説明内容：

説明者氏名：

出席者：

備考：

DI確認日

図12-4 医療品安全情報の提供

の管理について，資料をつけて話し合いをしました。「国内で重篤な低カルシウム血症が引き起こすことによる死亡例が報告されたので，当院でも使用時のルールを設けたほうがいい」という薬剤部からの提案に対して，以下のような議論がされました。

「低カルシウム血症を防ぐには，定期的な血清カルシウム値の測定，カルシウムの投薬が一番の方法であると考えるが，現時点での運用は各科で異なっており，各科にメールで検討を依頼し，化学療法運営委員会で最終判断する」

ランマーク®は，当院でも治験を行っていました。治験時には，当時市販薬だった「新カルシチュウ®」でカルシウムを補充していたので，治験に参加した診療科は「市販の新カルシチュウ®を買って飲んでください」という指導をしていました。治験に参加していなかった診療科の中には，ワンアルファ®±アスパラ-CA®の処方をしてカルシウムの補給をしている科もありました。カルシウムの測定も原則行っていましたが，明確ではなく，「低カルシウム血症が起きやすいので，値をきちんとチェックする」ということについても確認したと認識しています。

「化学療法部運営小委員会」は，月に1度第一週に開かれ，第三週には「化学療法運営委員会」が開かれます。似たような委員会ですが，前者は現場の医師が集まり，後者は部長クラスが集まります。このような事案は部長のところで決めてもなかなか浸透しないため，実際に処方する医師がいる小委員会にまず話題を振ってそこで議論してもらい，その結果の判断は部長クラスが集まる運営委員会で行いました。

一般的に，部長が集まって議論してもなかなか実効性を持たないのは，どの世界でもおそらく同じでしょう。現場で問題意識をもって解決するために議論をし，それを部長職が確認し承認をする――この流れは安全対策だけでなく，組織の中では有効なのではないかと思っています。

2）ブルーレター発出後（9/11～10/1）

【9/11】 そうこうするうち，9月11日にブルーレターが発出されました。

表12-2 「ランマーク皮下注 120mg 適正使用のお願い」

～重篤な低カルシウム血症発現に注意してください～

- 血清カルシウム値を定期的に必ず測定し，患者の状態を十分に観察してください
  発売開始後，2012/04/17～07/05に報告された低Ca血症発現例のうち，発現時期がわかっている37例中30例は14日以内に発現しています
- 原則として，高カルシウム血症の患者を除き，カルシウム及びビタミンDを連日経口補充してください
- 臨床症状を伴う低カルシウム血症が認められた場合には，カルシウム剤の点滴投与等の適切な処置を速やかに行ってください

ここでの問題は，医師に何をどう伝えるかです。多くの医師はブルーレターと聞いてもピンと来ないので，「ブルーレターが出た」と言っても聞き流されてしまう確率が高いのです。そこで，情報提供の仕方に工夫が必要となります。

今回は，次のようなメールを，各診療科部長クラスの医師に送りました。まず，メールのタイトルを「ランマークに対してブルーレター（安全性速報）が出ました」とつけて，本文はなるべく短めにします。本文が長くならないように，ラインやツィッターくらいの短さを意識しています。

「薬剤部の濱です。8月の末に，ランマークによる死亡が確認されたため，PMDAより，本日ブルーレターが出ました」

ポイントは2番目の段落です。ここにちょっと工夫をしています。

「おそらく今日の夕刊か明日の朝刊で報道されるでしょうから，患者さんに対する説明の準備が必要です」

つまり，患者さんが新聞を見て次の日の診察に訪れた時に，「先生，今日の新聞に私の使っているランマークについて安全性情報が載っていましたが，どうでしょうか?」と聞かれた時，医師は知らないとは言えません。すると医師としては，確認しておこうと思うわけです。情報そのものはメールにリンクを貼っておけばいいわけで，おそらくこの一文があるだけで，見てくれる医師が10人くらいは増えてくれるのではないかと想像しています。ともあれ，このような工夫をして情報提供をしています。

このメールを出したのが，9月11日19時13分。それから約30分経った19時42分に，ある診療科部長からこんなメールが戻ってきました。

「当科ではすでにランマーク投与症例全例に対してカルシチュウの内服指導をしています。採血の頻度についてはこれから検討します」

また，別の診療科の部長からは，「全員に返信」メールで，

「今週行われた化学療法小委員会では，対応の異なるランマークの話し合いを行いましたが，新聞報道されたのでこのような指針ではどうですか」

という提案が出されました。このメールが流れたのが12日の朝8時34分ですので，その日の診療前に多くの医師が見てくれていただろうと思われます。

ブルーレター発出後の院内対応については，**表12-3**にまとめます。

【9/14】　ブルーレターが出ると，「適正使用のお願い」が出た時と同様に，薬剤部長（医薬品安全管理責任者）に連絡があり，そこから院長・副院長に報告を上げます。この時点では，使っている患者さんが特定できているかどうかを含めて報告をします。ブルーレターが出たら前述のレベルAに準じて患者特定をしますが，この時は8月22日の段階ですでに特定をしているので改めてはしませんでした。「DI-News」は即日，発行します。薬剤部の中でも周知をすると同時に，たまたま水曜日の朝だったので，朝8時から薬剤部長が出席する「病院運営会議」

表12-3 ブルーレター発出後の院内対応（2012.9/14～10/3）

9.14（金）	・薬剤部長・DI担当者⇒第一三共（株）MRより院内での情報提供活動の報告を受ける
9.25（月）	・診療部長会議で報告
9.27（水）	・化学療法委員会で総括
10.1（月）	・薬事審議委員会で報告
10.3（水）	・各科の対応について，DI-News追補を発行

で話をしました。ここには院長，副院長，看護部長，事務部長以下，病院幹部が出席します。もし，これが水曜日でなければ，院長に面談を申し込んで伝えるのが，薬剤部長の仕事になります。

病院幹部への報告は，管理者が知りたいポイントをかいつまんで簡潔に伝えます。伝える内容は，①ブルーレターが出たこと，②そのことが一般新聞紙に載り，患者さんの知るところになったこと，③この薬剤について，当院で使用している患者と処方している医師はすでに特定できていること，④対策としては，使用をすぐ止めるのではなくて，カルシウムの補給と検査をすることで続行可能であるという判断をしていること，⑤患者さんからの問い合わせがあった時は薬剤部DI室が対応する，という5点を伝えて，報告は終えます。

【MRの役割】

こういった対応の流れのなかで，製薬企業のMRの働きも不可欠です。このような事例が発生すると，MRにはどの医師に直接話をしたのか，その記録をフィードバックしてもらうことにしています。各診療科別に，いつ，どの医師に会って情報提供したかというリストを週末に出してもらいます。加えて，当該の薬を使う部署に対して，診療科単位の勉強会等をなるべく計画してもらうようにしています。

【対策の方針】

低カルシウム血症への対策を検討し，その方針を示します。前述のとおり，ランマーク®の場合は化学療法部運営小委員会で議論し，部長クラスが出席する化学療法運営委員会で方針を決定し，薬事委員会，レジメン審査委員会にも報告して院内の対応を図りました。

対策の概要としては「カルシウム，ビタミンD製剤を処方する。これについては，新カルシチュウ®でもワンアルファ®±アスパラ-CA®でもよい。ただし，どちらにしてもカルテへの記載は必ずする」ことを決めました。

また，投与開始して1週間から2週間で必ずカルシウム値を測定し，Grade2以上の低カルシウム血症が認められた場合は，ランマーク®を一旦中止，ということを決めました。

ランマーク®の処方が出て，それを取りそろえて病棟に払い出すのは薬剤師の仕事です。対策の方針が決まると，ランマーク®の処方が出た際にはカルテを開き，カルシウム値が測定されているかどうかを確認します。測定されていなければ払い出しをしません。あるいはカルシウム値に問題があれば処方医に疑義照会をします。患者さんによってはそれでも治療を続けなければいけない人もいるので禁止ではありませんが，きちんと医師に照会をするのが薬剤師の務めであろうと思います。このような対応にはかなり手間はかかりますが，だいたい1カ月くらいでなんとか落ち着きます。

【9/25】 その後は，部長会，化学療法委員会，薬事委員会に報告，といった対応をしました。9月25日，病院部長会議では，①処方医への個別対応が終了したこと，②当院では重篤な低カルシウム血症は1例もないこと，を報告しました。

ここでランマーク®による低カルシウム血症への対応は，一応，終了となります。次に対応の検証を見ていきましょう。

3）院内対応の検証

2012年11月，つまりブルーレターが出てから3カ月ほど経った段階で，95人の患者さんがランマーク®を使っていました。最初に適正使用情報が出た8月22日以前に投与開始された患者さんはそのうち47名，8月23日以降に投与開始された患者さんは48名で，およそ半々です。この患者さん達のカルシウムの補給の状況をカルテで調査してまとめました（**表12-4，図12-5，図12-6**）。

8月22日以前に投与していた患者さんに対しては，1/4の人にしかカルシウムが投与されていませんでした。8月23日以降投与開始，つまり適正使用情報が出た後には，約8割の患者さんがカルシウムを補給できていました。情報が役に立ち，医師の行動が変わって診療に変化が見られた，と言えると思います。

表12-4 2012年11月にランマーク®注を投与した患者95名のカルテ調査

診療科別人数	人数	Ca値の測定	Ca剤	Ca剤＋活性VD剤	活性VD剤	新カルシチュウ®	なし
診療科 A	61	60	0	2	0	31	28(6)*
診療科 B	13	13	0	2	5	2	4
診療科 C	11	10	1	8	0	0	2
診療科 D	8	8	1	3	1	4	0
診療科 E	1	1	0	0	0	1	0
診療科 F	1	0	0	0	0	0	1

*直近の投与時に新カルシチュウ®の記載がない例数⇒28，全投与期間で同記載が1回もない例数⇒6

22日以前に投与を開始していた人達も，8月23日に情報が出たあとの初回投与時に，75%以上の患者さんに対してカルシウムの処方が追加されました。適正使用情報が流れ，それを受け止める医療機関側もしっかり対応することで，医師の行動には変化が見られます。つまり，一連の対応策には意味があるということです。

基本的に「安全対策は機能している」と言えると思いますが，ここで1つ懸念があります。というのは，2012年にランマーク®のブルーレターが出てから現在までの3年間に，新しい医師，薬剤師が医療現場に出てきています。彼らはブ

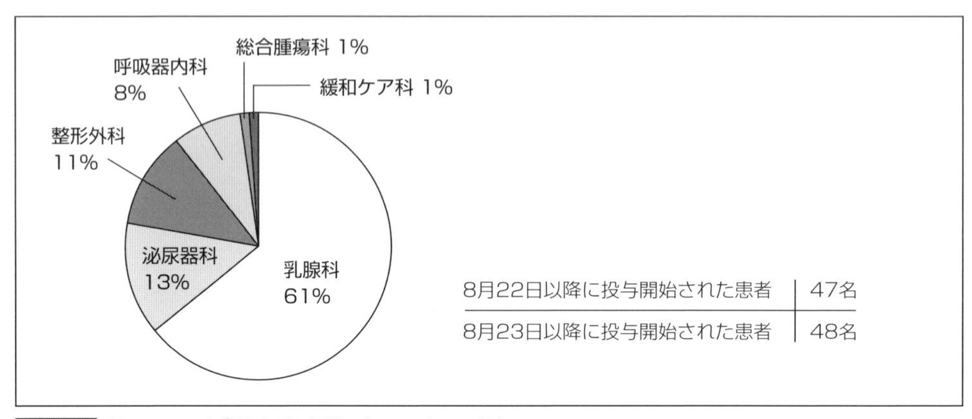

図12-5 ランマーク®投与患者数（2012年11月）

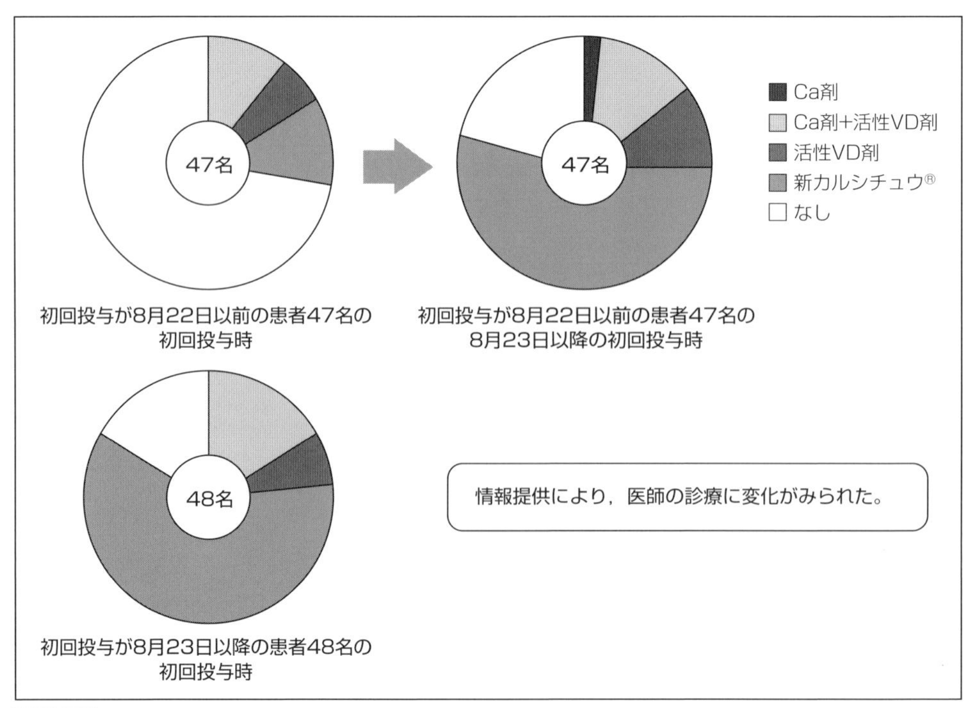

図12-6 対応策の検証

ルーレターの内容をほとんど知らないのです。このような医師がセット化されたカルシウム値の値を見て，何を判断しなければならないか判らず，なぜカルシチュウ®を投与しているのかわからなくなるかもしれません。すべての医師がその理由を把握できていないと，安全管理にはならないのではないかなと，危惧しています。ですからブルーレターは一度出せばよいというものではなく，定期的に配布することが重要です。これは製薬企業の皆さまに，是非お願いしたい点です。

3 ジェブタナ®の事例

1）ジェブタナ®の問題点

ジェブタナ®は，既に海外80カ国で発売されていて，国内でも早期承認の要望が学会等から申請された薬剤です。ジェブタナ®の問題点を，当院の薬剤部ヒアリングシートから抽出しました。

①ドセタキル（DOC）施行後で不応な患者さんに使うセカンドラインの薬です。新たな選択肢として期待されていますが，

②最大の問題は，好中球数減少（febrile neutropenia：FN）（国内の臨床試験で50％以上，海外ではそれほど多くはない）で，国内での使用に当たってはFNのマネジメントが非常に重要であろうと認識しました。

③なぜこれだけ国内と海外が違うのかというと，海外と異なりG-CSF予防投与が難しいためです。当時は国内では一次予防投与が認められていなかったので，それをどうするかが大きな課題でした。

④また，国内投与例数は少なく，限られていました。

安全使用にはFNのマネジメント方法について院内でよく議論する必要があるため，MRに以下のヒアリングを行いました（**表12-5**）。

表12-5　薬剤部ヒアリング：ジェブタナ®の発熱性好中球減少症（FN）関連質疑応答

Q1. 海外で，対照群よりジェブタナ®群の方が有害事象による中止，死亡例が多い原因は？ A1. 骨髄抑制のイベントが影響→審査報告書確認
Q2. 海外と国内でFNの頻度が異なっている理由 A2. G-CSFの予防投与が影響
Q3. 治験時の抗菌薬，抗真菌薬使用状況について A3. 医師の判断と思う。詳細不明。→確認し，後日回答

2）マニュアルの整備

このようにして収集した情報を持って，当院のマニュアルをつくっていきます。適正な抗菌薬の選択には，治験時にどういう薬を使っていたのかが1つの指標となるので，製薬会社にはその調査を依頼しています。

ジェブタナ®の使用が院内の薬事審議委員会に申請され，その結果は，安全使用に関するマニュアルを整備することという「条件付き承認」となりました。

3）導入時の課題

さまざまな課題を検討していくなかで問題となったのは，G-CSFの適応外使用（予防的投与）を当院として認めるのかどうか，ということです。また，病院も経営的に厳しい状況にあって，包括払い方式（DPC）でこの治療を入院で行う場合の利益バランスはどうかという議論は避けられません。外来治療にすれば経営的には良くても，外来ではリスクが高いので入院で行いたいというのが安全管理上からの意見です。

そうこうしているうちに，12月になって適正使用情報が出て，死亡例が報告されます（図12-7）。

これは医療機関の医薬品安全管理の現場にいて，つねづね感じるところですが，適正使用情報が出ると一般的に決まり文句のように「頻回に血液検査を実施してください」「適切な抗菌薬を投与してください」「G-CSFの適切な使用も考慮してください」などと書かれています。しかし，このような書き方では，医療機関が安全対策を行ううえでは不十分です。頻回とはどのくらいなのか，実際に

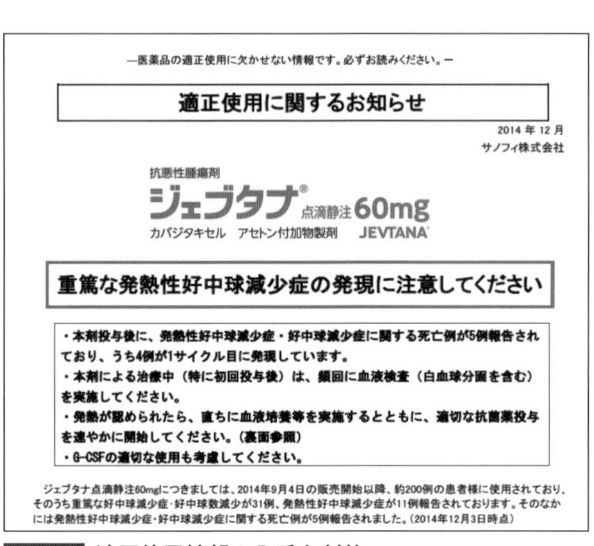

―医薬品の適正使用に欠かせない情報です。必ずお読みください。―

適正使用に関するお知らせ

2014年12月
サノフィ株式会社

抗悪性腫瘍剤
ジェブタナ® 点滴静注60mg
カバジタキセル アセトン付加物製剤 JEVTANA®

重篤な発熱性好中球減少症の発現に注意してください

・本剤投与後に、発熱性好中球減少症・好中球減少症に関する死亡例が5例報告されており、うち4例が1サイクル目に発現しています。
・本剤による治療中（特に初回投与後）は、頻回に血液検査（白血球分画を含む）を実施してください。
・発熱が認められたら、直ちに血液培養等を実施するとともに、適切な抗菌薬投与を速やかに開始してください。（裏面参照）
・G-CSFの適切な使用も考慮してください。

ジェブタナ点滴静注60mgにつきましては、2014年9月4日の販売開始以降、約200例の患者様に使用されており、そのうち重篤な好中球減少症・好中球数減少が31例、発熱性好中球減少症が11例報告されております。そのなかには発熱性好中球減少症・好中球減少症に関する死亡例が5例報告されました。（2014年12月3日時点）

図12-7 適正使用情報の入手と対策

どんな抗菌薬の投与が有効であったのか，それは内服でよかったのか，注射が必要だったのか。あるいは内服であれば3日間くらいの投与でよかったのか，入院して管理しなければいけない状況であったのか……等々，実際に医療現場で必要としている情報をここからは読み取れないし，対策も立てられません。

適正使用情報の2ページ目以降には症例がいくつか載っています（**表12-6**）。上の症例を見ていくと，白血球数が4,600あったものがday6からday7の24時間の間に1,300に落ちている。だらだら落ちるのではなく，ストンと落ちる――これはやはり外来ではかなり危険だと考えます。下の症例でも，day1で3,800あったものが，day7で500になっています。これらのデータを鑑みると，少なくとも初回は入院で行うべきだろうと考えます。

3）初回投与時の具体的な行動

こうして整備した当院のマニュアルの概要です。

・投与症例は泌尿器科キャンサーボードで決定する。

・初回投与は入院導入とし，2回目以降は外来治療を可とする。ただし，必要に

表12-6　提供されたジェブタナ®の情報：発熱性好中球減少症（FN）を発現した死亡症例

本剤との因果関係が否定できないとされる重篤なFNを発現した死亡症例

No.	年代	PS	報告された重篤な副作用名（MedDRA 基本語）	発現時期	FN発現から死亡までの日数	副作用の転帰
1.	60歳代	0	大葉性肺炎	6日目（2cycle目）	3日	死亡
			間質性肺疾患			死亡
			発熱性好中球減少症			軽快
2.	60歳代	不明	心肺停止	8日目（1cycle目）	1日	死亡
			気管支分泌増加			不明
			FN	7日目（1cycle目）		未回復
3.	70歳代	1	FN			死亡

臨床検査値

	Cycle 1 Day 1	Day 4	Day 6	Day 7	Day 8
白血球数（/mm^3）	6,500	5,600	4,600	1,300	100
好中球（%）	73.3	81.9	88.1	70.7	62.5

臨床検査値

	投与14日前	Cycle 1 Day 1	Day 7	Day 8
白血球数（/mm^3）	5,300	3,800	500	500
好中球数（/mm^3）	3,503	2,708	0	20

応じて2回目以降も入院治療も検討する。

・投与前日入院として，採血，全身状態のチェックを行い，投与の可否を判断する。

・投与翌日に持続性G-CSF製剤（ジーラスタ®）を投与する。投与翌日が休日の場合は翌稼働日に（day5までに）投与する。ジーラスタ®のオーダーは注射室でチェックを行う。

・肺疾患の既往がある患者には投与前に画像撮影を行う。間質性肺炎の症状が疑われた場合は，血液検査（CRP，LDH，KL-6，SP-D），動脈血ガス分析，画像撮影を実施する。

・患者の負担が大きいのではとの議論もあったが，投与4日目から毎日採血を行い骨髄抑制の状態を観察する。初回の退院は骨髄抑制回復を確認後とする。

・退院時は発熱時の内服の抗菌薬，解熱鎮痛剤を処方する。在宅時に熱発した際の対応についても十分説明する。

・2回目以降は，投与8日目±2日に外来にて身体所見，採血確認，尿検査を実施する。

マニュアルの整備，ジェブタナ®の治療を開始するための条件を整備している間に，G-CSF製剤（ジーラスタ®）が承認されたので，必ずジーラスタ®を投与することも加えました。

1コース目の採血は，day4以降，患者さんの負担が大きかったのですが，毎日行うことにしました。また，1コース目の退院は回復状況をよく確認したあとにし，退院の際は発熱時の内服の抗菌薬，解熱鎮痛剤を必ず処方すると決めています。ジーラスタ®を使っている患者の抗菌薬・解熱鎮痛剤の処方の確認は薬剤師ができることなので，これらもきちんと行うようにしています。

4）まとめ：ジェブタナ®導入時の安全対策（スライド40）

ジェブタナ®導入までの流れを**表12-7**にまとめました。

必要な新薬の導入をなるべく早くすることも必要ですが，ジェブタナ®の導入までには，かなり長い期間をかけています。2014年9月1日の製造承認に先だって，院内では8月7日に薬剤部でヒアリングを行っています。製造承認が下りた9月1日，院内でも薬事審議委員会が開かれ，当院での導入としては条件付き承認となります。その後，チームジェブタナで検討を重ねますがなかなかうまくいかず，結局，第1例目の投与承認は2015年の3月4日となりました。薬剤の性格や患者さんの状況にもよりますが，承認されたからすぐに使うのではなくて，適正使用ができる準備が整わなければ投与しないということです。

表12-7　ジェブタナ®導入までの流れ

8/07	薬剤部ヒアリング⇒必要な薬剤，安全使用のための課題が多い
9/01	製造販売承認
9/01	薬事審議委員会⇒チームジェブタナによる院内マニュアルの整備：条件付き承認
9/04	発売開始⇒チームジェブタナによる検討開始～
9/30	ver.1.0　原則入院導入，予防対策は？ ・国内で5例の死亡例が報告 ・ジーラスタ院内マニュアル完成（11/14）
11/30	ver.1.1　ジーラスタ併用を追記
12/15	ver.1.2　間質性肺炎対策等を追記 ・ジェブタナ適正使用情報（2014.12） ・ジーラスタ院内導入開始（12/19）
12/25	ver.1.3　採血スケジュール，入院期間を追記
1/05	ver.1.4　マニュアル完成……在宅時の発熱時対応について追記
1/14	薬剤部定例会でジェブタナマニュアルVer.1.4　紹介
3/2	薬事委員会でマニュアル整備を報告
3/04	第1例目投与

表12-8　安全性情報を活用するための2つの要素

1）製薬企業は，医療機関で安全対策を立案，実施するために必要な情報を提供する • 必要な情報：発現頻度だけでなく，好発時期，初発症状，経過・処置，予防法，リスク因子・患者背景など（情報の品質） • 情報の品質を高める ⇒MR，MA，RMP，IF，PI：仕組みやツールでは変わらない ⇒情報の作り手が医療現場で何が役立つ情報であるか何が必要であるか理解すること
2）医療機関は，提供された情報をもとに，安全対策を立案・実施・評価する体制を整備する※ • 自施設の現状に即した安全対策を自ら立案 • 使用患者と処方医を特定できる体制 • 対策を立案・検討する委員会の存在 • 情報（対策）を周知する体制 • 院内の状況を収集，モニタリングできる体制 • 院長（病院幹部）に報告するルートの存在 ※（平成20年度「医薬品安全性情報活用実践事例収集事業」報告書　参照）

◆ おわりに

「はじめに」で述べたことの繰り返しになりますが，安全性情報を活用し安全対策を万全にしていくには，製薬企業と医療機関の両者がそれぞれの役割を務めていくことが不可欠です。製薬企業は医療機関で安全対策を実行するための情報の提供を，医療機関はその責任において立案・実施・評価する体制の整備をすること。この両方の働きが噛み合って，安全対策は有効に進められていくものであると考えます（**表12-8**）。

Profile

公益財団法人がん研究会有明病院院長補佐・薬剤部長　濱 敏弘

1980年明治薬科大学卒。2010年慶應義塾大学大学院薬学研究科博士後期課程修了。薬学博士，医薬品情報専門薬剤師（日本医薬品情報学会JASDI認定）。公益財団法人がん研究会有明病院院長補佐・薬剤部長／臨床研究部知見薬剤管理室長・医薬品安全管理責任者（現職）。

第13章 薬害防止に何が必要か ―「子宮頸がんワクチン」問題から考える―

薬害オンブズパースン会議事務局長　弁護士　水口 真寿美

◆ はじめに

私が弁護士になった1989年（平成元年），薬害エイズ訴訟が東京と大阪で提訴されました。弁護士になって最初に関わった集団的な訴訟が薬害エイズ訴訟でした。その後，ずっと薬害の問題に関わり続けることになりました。

薬害集団訴訟では，弁護士は，責任論や因果関係論などの総論の立証を分担するとともに，被害立証等のため，個別被害者の方の担当にもなります。私が初めて担当した薬害エイズの被害者の方はもう亡くなられています。薬害被害者の願いは，二度と自分のような辛い思いをする被害者を出さないでほしい，自分の被害を無駄にしないでほしいということです。そう願って訴訟を闘って逝った方々との約束もあり，訴訟後も，薬害オンブズパースン会議という薬害防止のためのNGOを設立し，薬害防止活動を続けております。

本章では，その薬害オンブズパースンの活動と薬害集団訴訟の経験を踏まえて，薬害について述べていきます。また，進行中のHPVワクチン（子宮頸がんワクチン）問題を題材に，薬害について考えていきたいと思います。

1 薬害集団訴訟と公共政策

1）公共政策形成機能

厚生労働省の庭には「誓いの碑」があります。これは薬害エイズ訴訟の和解が成立した後，その成果の1つとして1999年（平成11年）に建立されました。その後，これを建立した8月24日を「薬害根絶デー」という記念日とし，毎年，全国から薬害被害者や弁護士，薬害問題に関心のある市民，学生，弁護士が集まって，集会を開いたり，薬害被害者と文部科学省や厚生労働省との交渉の場をもったりする機会を重ねています。

日本の薬害集団訴訟には公共政策の形成機能があります。裁判を起こすときは，損害賠償請求訴訟として提訴しますが，薬害被害者の願いは賠償金の獲得に尽きるわけではありません。真実を知りたい，謝罪をしてほしい，医療体制などの恒久対策をきちんと確立したい，薬害の再発を防止したい—といったことを願って裁判を起こすのです（**表13-1**）。

訴訟を通じてこれらの目的を実現するには，勝訴の判決をもらうだけでは足りません。判決では賠償金の支払いしか命じられないからです。目的を実現するには，企業や国と基本合意書，もしくは確認書と呼ばれる合意文書を締結して，これらの目的を実現させるための約束をとりつける必要があります。そのためには，2つの道があり，ひとつは勝訴判決をとったうえで，これを武器に合意をとりつける道，もうひとつは，裁判所に被告に責任があるという「和解所見」とともに和解勧告を出してもらい，これに基づいて和解をする道です。サリドマイド，スモン，薬害エイズ，クロロキン，薬害ヤコブ，薬害イレッサ等，過去の集団訴訟の中で，サリドマイド，薬害エイズ，薬害ヤコブは，実は判決はとっていません。裁判所が企業と国の責任を認める和解所見を出し，これを武器にして最終的には，企業と国が責任を認める確認書の締結を実現しました。これに対し，スモンや薬害肝炎訴訟などでは，原告が勝訴判決を積み重ねたうえで，確認書や合意書を締結しています。

いずれにしても，訴訟の目的を実現するだけの約束を国や企業にさせるためには，判決にせよ，和解所見にせよ，裁判所に被告側に責任があるという判断を出してもらい，さらに世論の支持を得る必要があります。そのために，原告団や弁護団は，国や企業の責任を明確化にするための立証活動や運動に力を注ぐのです。

2）恒久対策

訴訟の目的のうち，わかりにくいのは「恒久対策」だと思います。これはどのようなものなのか，薬害エイズ事件で例示します。

薬害エイズ事件の確認書には，被告ら（国・製薬企業）が「恒久対策に努める」と書かれています。これが基本の約束です。この約束をもとに，和解成立後，今日まで協議を重ねながらHIV/AIDS医療や生活支援策等の前進のために取り組んできました。訴訟中，原告と国とは，敵味方に分かれて激しくやり合いますが，訴訟に決着が着いて合意が成立した後は，被害者のために協力して政策をつ

表13-1 薬害訴訟の公共政策形成機能

- 訴訟の目的と損害賠償請求
- 判決と和解（和解確認書）
  ＜薬害エイズ事件の場合＞
  ・責任の明確化と謝罪
  ・完全賠償
  ・恒久対策
  ・真相究明と薬害再発防止

くるという関係になるのです。もちろん，見解が対立する場面も少なくありませんが，国には確認書で取り交わした約束を実行する義務があるということが陳情などとは本質的に異なる点であり，これが政策を前進させるのです。そうして実現させた薬害エイズの恒久対策を**表13-2**に示します。

HIV治療について言えば，中央に研究治療のセンターを設立したうえで，全国にブロック拠点病院を設け，全国どこにいても，中央と同じ高い水準の医療が受けられるような医療体制を構想しました。拠点病院を指定しただけでは，被害者のニーズに応える医療は実現できませんので，拠点病院の医療実態を定期的に点検しながら被害者や弁護団が参加して改善点を協議するということを和解成立後，今日に至るまでずっと継続して行っています。薬害被害者のニーズは，時とともに変化していくのが普通です。たとえば，訴訟当時は5日に1人がエイズで死亡していましたが，和解後，エイズ治療は進歩してエイズで亡くなることは少なくなりました。しかし，血液製剤による肝炎とHIVの重複感染が深刻な問題を引き起こしています。そうしたことへの対応も医療協議の課題となっています。

3）薬害訴訟と薬害防止

裁判の目的には薬害防止もあります。日本の薬害防止に関わる制度は，薬害訴訟に突き動かされて改革されてきたといっても過言ではありません（**表13-3**）。

表13-2　薬害エイズの恒久対策

- ブロック拠点病院
- エイズ治療研究開発センター
- HIV診療支援ネットワークシステム（A-net）
- 医療費無償化
- 身体障害者認定
- 発症者健康管理手当
- はばたき福祉事業団（相談活動，治療検診活動，被害調査活動）

＊医療協議，薬害防止活動は現在も継続

表13-3　薬害訴訟と制度変更

サリドマイド	1967年　薬務局長通知 承認制度全般，副作用モニター，再評価，GMP
スモン	1979年　薬事法の大改正 緊急命令，廃棄，回収，承認取消権限，副作用基金
薬害エイズ	1997年　組織改編 規制と産業振興の分離，危機管理マニュアル
薬害ヤコブ	生物由来製品等の被害救済制度
薬害C型肝炎	「薬害肝炎事件の検証及び再発防止のための医薬品行政のあり方検討委員会」提言に基づく改革

たとえばサリドマイド訴訟後には，副作用モニター制度が発足しました。また，スモン訴訟後には1979年（昭和54年）の薬事法大改正があり，いわゆる緊急命令の権限が法文に明確に規定されました。直近では，薬害C型肝炎訴訟のあとにつくられた「薬害肝炎事件の検証及び再発防止のための医薬品行政のあり方検討委員会」の提言が大きな変革を促しています。

薬害肝炎訴訟以前でも，裁判で特に問題となった論点との関係で制度を変えるということは行われてきましたが，薬害肝炎訴訟の基本合意書に基づいて設置された検討委員会の特色は，その事件に関する論点だけでなく，薬事行政や制度，そして企業のあり方全般を総ざらいする検討を行って，2年間という時間をかけて提言を出したことです。RMP(risk management plan，医薬品リスク管理計画)の制度なども提言によって創設されました。ただ，制度というものはつくっただけではだめで，やはり絶えずそれをよいものにしていくという関係者の努力が不可欠です。RMPもそうした課題を抱えていますし，提言が特に重視した第三者監視評価組織はまだ設立に至っていません。

恒久対策や薬害防止の課題についての交渉の過程では，年に1回，厚生労働大臣が出席して協議する機会もあります。

このように賠償金の獲得にとどまらず恒久対策や薬害防止に関する基本の約束をとりつけて，それを具体化していくことは日本の薬害集団訴訟の1つの特色であり，国を被告にすることの意味がここにあります。このあたりの事情は，企業からの賠償金獲得に偏りがちな米国などとはだいぶ違います。

2 医薬品被害の特色

薬害訴訟や薬害防止活動に関わって活動していくなかで痛感した，医薬品被害の特色を述べます。

1）新規物質による薬害被害

新規物質や新しい作用機序をもつ新薬が原因となる薬害の場合，当然のことながら情報は開発をした企業に集中しています。そのため副作用が起きたとき，医療現場では医薬品との関連性に気づくことが遅れがちです。因果関係が科学的に証明されるまでに時間がかかり，その間に，副作用でありながら，そのことが認められず，被害者が不当な扱いを受けるということも生じます。後ほど述べる子宮頸がんワクチンは最近の例ですが，サリドマイド，スモン，薬害エイズ等過去の薬害事件でも同様のことが起きました。

また，副作用が発生する機序の解明が困難であることも少なくなく，その結果，治療法が確立できず，社会復帰への障害も大きくなります。障害者のためのさまざまな社会資源やシステムはあるものの，それらは薬剤による障害を想定していないので，活用しにくいという現状もあります。

2）ふつうの疾病とは異なる葛藤と苦しみを生む

薬害による被害は，疾病に罹患することとは質の異なる葛藤と苦しみを生みます。被害者にとって，治そうと思った薬で被害を受けてしまったことの理不尽さは，受け止めきれるものではありません。

薬には，服用する，服用を勧めるという行為が介在するので，それに関わった家族にも葛藤が生じます。サリドマイド事件では，「妊婦が飲んでも大丈夫」という宣伝を信じて多くの妊婦が薬を服用し，その結果，自分ではなくて赤ちゃんに障害が出て，お母さんたちは大変苦しみました。イレッサ事件では，画期的な新薬が出たという新聞記事を見て肺がん患者の家族に勧めた方が少なくありません。夫によかれと思ってイレッサを勧めた奥さんは，自分がこの新聞記事さえ見せなければ，夫があれほど苦しんで亡くなることはなかったのにと自分を責めて私の前で泣き崩れました。

また，身体的な苦痛に加えて，周囲の無理解や社会的な差別などが加わるのも薬害事件の特徴です。

副作用の発生率など数字だけで議論されることがありますが，数字では語れない薬害被害の実態があるということを忘れてはなりません。

3 「HPVワクチン」によって何が起きたか

1）薬害の起きる背景

薬害はなぜ起きるのでしょうか。過去の薬害に共通して認められる要因や背景を考えると，

①有効性の過大評価と危険性の過小評価
②不十分な情報提供と過剰な宣伝
③システムの不全
④専門家と製薬企業との不健全な関係
⑤日本の組織文化

などが挙げられます。これらの要因が絡みあって薬害が生まれるのです。

今進行中の薬害であるHPVワクチン「子宮頸がんワクチン」を題材に，薬をめぐる問題について考えていきたいと思います。

2）HPVワクチンをめぐる経過

HPVワクチン「子宮頸がんワクチン」は，子宮頸がんの原因となるハイリスクなヒトパピローマウイルス（human papilloma virus：HPV）のうち，16型と18型の感染による子宮頸がんを予防する目的で開発されたワクチンです。

日本でのこのワクチンをめぐる経過を，**図13-1**に示します。

特徴的なのは，承認されてから非常に短い期間で緊急促進事業（公費助成）が始まっていることです。これによって，接種者数は格段に増加しました。また，任意接種の実績がある他のワクチンを追い抜いて，HPVワクチンは非常に早く定期接種化されています。しかし，副作用の報告が相次いだために，定期接種化のわずか2カ月後，「接種の積極的勧奨」の一時中止が決まり，今日に至っています。ただし，定期接種の対象からは外されているわけではなく，「定期接種」ではあるが，接種は積極的に勧めないという状態です。しかし，接種を勧奨するのが定期接種なのです。勧奨はするが積極的にはしないから定期接種であることとは矛盾しない，という説明はいかにも技巧的で疑問を感じます。

3）HPVワクチンによる多様な副反応

現在，わかっている副反応は，**表13-4**のとおりです。

被害者の症状は多様です。症状が重複することも特徴で，1人で20から30も

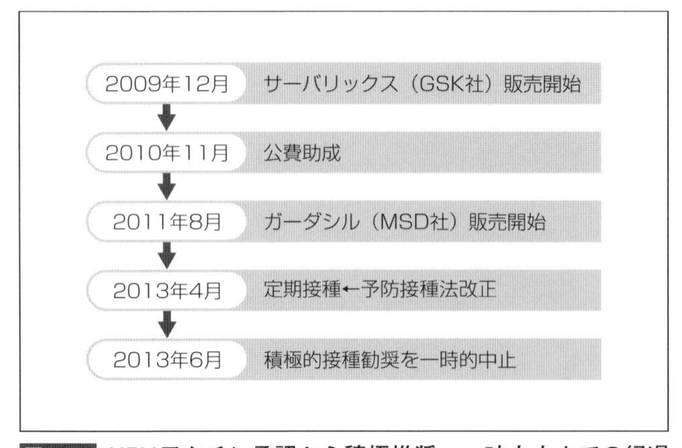

図13-1 HPVワクチン承認から積極推奨，一時中止までの経過

表13-4 HPVワクチンの副反応

知覚障害・疼痛など	頭痛，関節痛，視覚障害，しびれ等
運動障害など	脱力，筋力低下，歩行運動失調，不随意運動，けいれん等
認知・精神障害など	学習障害，記憶障害，睡眠障害等
その他	全身倦怠感，発熱，無月経等

の症状が出るケースもあります。良くなったかと思うとまた悪くなるというように，症状の出方に非常に波があることも特徴です。ある時はこの症状が現れ，またある時は別の症状が現れるという具合で変化します。時間が経つにつれ，高次脳機能障害によって認知・認識能力が低下していく方も少なくありません。私が初めて出会った被害者の方は，脳が萎縮して，知能指数が低下してしまい，現在は自分の母親を認識できなくなっています。

お母さんがわからない，時計の針が読めないという例も多く見受けられます。漢字が黒く抜けているように見えて，被害者仲間のLINEでは「私も○○ちゃんみたいに，ひらがなもあやしくなってきた。もうこれでメールが送れないかも」などというやりとりをしているのです。

なぜこのような症状が起こるのか，その機序は未だ解明されていません。

薬害オンブズパースン会議は，薬害対策弁護士連絡会とともに，全国子宮頸がんワクチン被害者連絡会に協力して聴き取り調査を行い「副反応被害報告集」を編集しました。聴き取り調査をしたのは，被害の実態が伝わっていないと感じたからです。

たとえば「頭痛」と聞くと，普段私たちが経験しているような頭痛を思い浮かべますが，被害者の方たちの頭痛は質が違います。朝起きた時からハンマーで殴られるような頭痛が一日続くといったことも稀ではありません。不随意運動，歩行障害，睡眠障害等と書いても実態は伝わりません。医学用語や単語を並べてわかったような気になってはいけません。そうすると「そのようなことはこの年頃の子にはありがち」で終わってしまいますが，丁寧に聴き取りをして実態を語れば「そのようなこと」とはこれまでにない異質なことであるとわかります。この

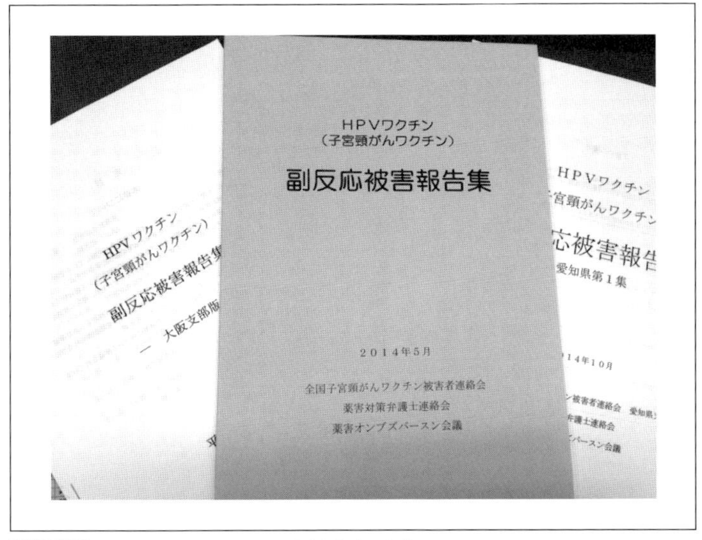

図13-2 HPVワクチン副反応被害報告集1

報告集は以下のサイトでご覧いただけます（**図13-2**）。

http://www.yakugai.gr.jp/topics/topic.php ? id=869

HPV ワクチンの被害は身体的なものにとどまりません（**表13-5**）。

被害者はちょうど思春期であるため，進路の変更を余儀なくされた方がたくさんいます。小さい頃から努力してきた夢をあきらめたばかりか，日常生活にすら介護が必要となり，将来が見通せなくなってしまった被害者が少なくないのです。そして，被害者から目が離せないために，親が仕事をやめざるを得ず，その一方で治療費が嵩み生活が非常に厳しい状態となった家族，治療法を求めていくつもの病院を受診したが改善せず，詐病扱いされて悔し涙を流している被害者家族など，大変悲惨な実態です。

4）厚生労働省の検討会の見解

2014年（平成24年）1月，厚生労働省厚生科学審議会の予防接種・ワクチン分科会副反応検討会が開かれ，HPV ワクチンの副反応についての論点整理が行われました。

検討会の結論は，副反応は注射の痛みと痛みに対する恐怖心が惹起する「心身の反応」(その後，検討会は「機能性身体症状」と言い換えるようになりましたが，本質は変わりません）であり，ワクチンの成分には問題が認められないというものでした（**表13-6**）。

この検討会の結論は，免疫学的疾患の可能性，神経学的疾患の可能性，毒性等を検討して消去法によって出したものです。その判断の基礎にしたのは過去の経験や知見です。しかし，HPV ワクチンのような新規物質，新しい設計のワクチンで起きる問題について，今までがこうだったからと切り捨ててしまっては，真

表13-5 **HPV ワクチンの被害実態**

- 身体的な被害：苦痛や生活の変化
- 進路の変更や将来の夢の喪失
- 理解してもらえない苦しみ（詐病扱い）
- 治療・介護にかかる経済的負担
- 医療や介護に携わる家族の生活や仕事への影響

表13-6 **厚生労働省の検討会の見解（2014年1月検討会での結論）**

- 接種の痛みと痛みに対する恐怖が惹起する心身の反応
  →成分は関係なし，神経学的疾患・免疫反応を否定
- 接種後1カ月以上経過してから発症した症例は，接種との因果関係を疑う根拠に乏しい

＊「機能性身体症状」と言い換え。
＊現在，厚生労働省は1カ月に限定せず，有害事象報告を収集している。

表13-7 HPVワクチンによる副反応の頻度
（厚生労働省発表：発売開始から2015年末，2剤合計）

• 891万回接種（339万人）	
有害事象報告　2,700例	被接種者約339万人の0.08%
重篤　　　計1,406例	被接種者の0.04%

＊分子は自発報告，分母は出荷量からの推計

実は明らかにはなりません。薬害とはそういうものなのです。HPVワクチンの被害者を数多く診察している医師たちは，被害者の症状は既存の疾病では説明しきれないし，心身の反応などでもないと言っています。一方，厚労省の検討会の委員に被害者を実際に診察した人はいません。

また，検討会では，接種後1カ月以上経過してから発症した症例は接種との因果関係を疑う根拠に乏しいという理由から，1カ月以上経過してからの症例ははずして検討されていました。ただ，さすがにこれでは問題だということで，その後，1カ月に限定せず有害事象報告を対象にするよう，副作用報告書の書式だけは改めています。

5）副反応の頻度

副反応の頻度については，はっきりしたことがわかっていません。そもそも頻度を出す前提となる接種人数は，ワクチンの出荷量から単に推計したものしかありません（**表13-7**）。定期接種化して個別通知を送るなどして接種を勧奨しているにもかかわらず，これまでに何人が接種したのか正確な人数がわからないのです。出荷量から接種回数や人数を算出しているために，返品があれば累積接種回数や人数が減ります。そのため，厚生労働省の前回の検討会で報告された数より，次の検討会で報告されている接種回数の方が少ないなどということも生じているのです。

一方，頻度を算出する分子は有害事象の自発報告です。ワクチンとの関連性に気づかない医師や，患者が訴えても詐病扱いをする医師もいますから，自発報告は実態より少ないはずです。

自発報告は氷山の一角であることを示す過去の薬害の事例があります（**表13-8**）。MMRワクチンの被害です。最初は10万人に1人と言っていましたが，報道や調査が進むたびに頻度が高くなり，最終的には800人に1人ということになりました。副反応の頻度を示す数字には，このような側面があることを知っておくべきでしょう。

結局，分母は過大，分子は過小となり，全体に頻度は低くでているのが実情であると思います。

表13-8 MMRワクチンによる重篤な副作用発生：自発報告（1989～1993年）

89年9月	10万人から20万人に1人
	――副作用の報道――
10月	数千人から3万人に1人
12月	数千人1人
	―― 調　査 ――
91年5月	1,200人に1人
92年	1,000人に1人
	→最終的には約800人に1人

＊分子は自発報告，分母は出荷量からの推計

副反応の報告事例は日本だけではなく，海外からもあります。しかしながら，どこの国でも政府の対応は似かよっており，リスク・ベネフィットを評価したときに，ベネフィットが上回るという結論を出しているのが実情です。

4 HPVワクチンの有効性の限界

1）新しいコンセプトのチャレンジングなワクチン

HPVワクチンは本邦初の遺伝子組換えワクチンで，L1蛋白（抗原）を発現させて精製して製造するものです。従来のワクチンは，感染してから発症するまでの間を予防するものでした。ところがHPVワクチンは，感染そのものをシャットアウトするという新しい設計でつくられていると説明されてます（図13-3）。

HPVワクチンの導入時の厚生労働省・厚生科学審議会感染症分科会予防接種部会（2010年8月27日）の議事録には，次のようなワクチン専門家の発言があります。「筋肉に3回抗原を打つと，血清中に高い力価の中和抗体が出てきて，それが女性の生殖器の粘膜に常時染み出していて，ウイルスが性行為で感染してくると，そこで止めるという考え方です」

「実際に，血中にどのくらいの抗体価があれば，染み出ていって完全に感染を防げるのか，あるいは女の子に打って，その子がだんだん成熟していって，かなりおばちゃんになっても，同じように血中の抗体価と並行して粘膜上抗体が出るのかは，データは全くありません」

「したがって，いま申し上げたのは，このワクチンは，はしかのワクチンとか，いままでうまくいっているワクチンと同じように『ワクチン』という言葉で括っ

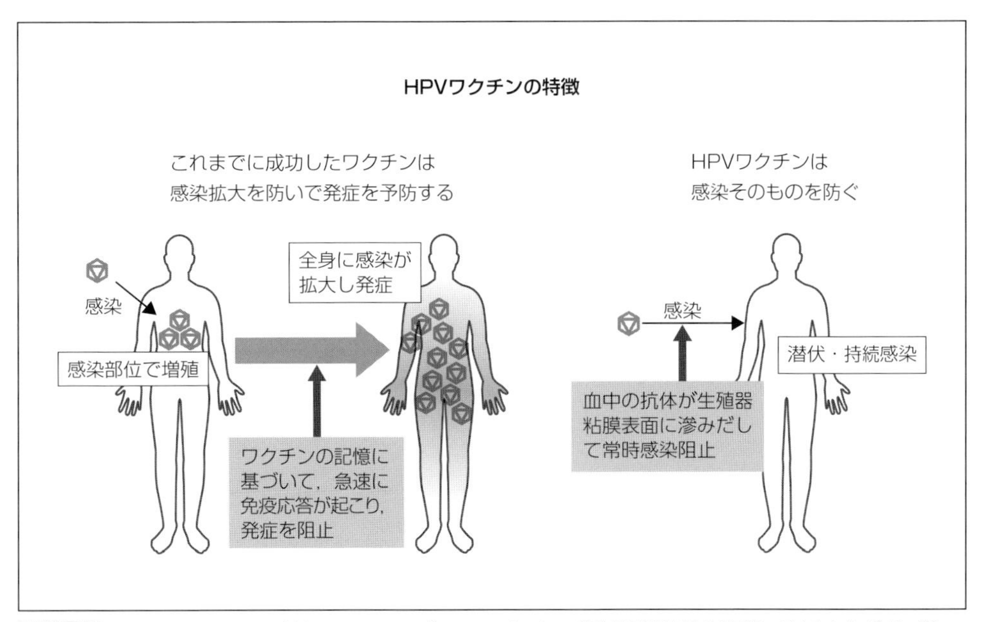

図13-3 HPVワクチンは新しいコンセプトのワクチン（厚労省検討会資料：神田忠仁氏作成）

てはまずい。新しい概念のワクチンである。その効き方に関して，かなり不明な点が残っていますし，まだ効果の継続性に関しては，データがないというのが実情と私は思っております」

このワクチンの専門家が述べているように，HPVワクチンは，その有効性・効果の継続性においては不確実で，かなり限定的です。臨床試験で確認されているのは前がん病変の予防効果であって，子宮頸がんを予防できることの実証はありません。また，その前がん病変の予防効果の持続期間も不明です。また，このワクチンは，子宮頸がんの原因となるハイリスクHPVのうち，16型と18型しか予防しません。この型が原因となる子宮頸がんは，信頼できる報告によれば子宮頸がん患者の50%ですから，このワクチンを打っても，子宮頸がん全体の予防のためには検診を受け続ける必要があるのです。

しかし，実際に被害に遭った方に話を聞くと，ワクチンを打てば一生，子宮頸がんにならないで済むと思っていらした方が非常に多いのです。接種を受けた人の多くがそう思っていたということは，有効性の問題だけでなく，自己決定の前提となる情報提供にも問題があったと言わざるを得ません。

2）リスク・ベネフィットバランス

そもそも，HPVワクチンの接種の必要性はどの程度あるものなのでしょうか。HPVは感染しても90%は2年以内に陰性化します。また，異形成に進んでも，ほとんどが数年で消失して，がんまで進展するのはごく一部に限られます。図

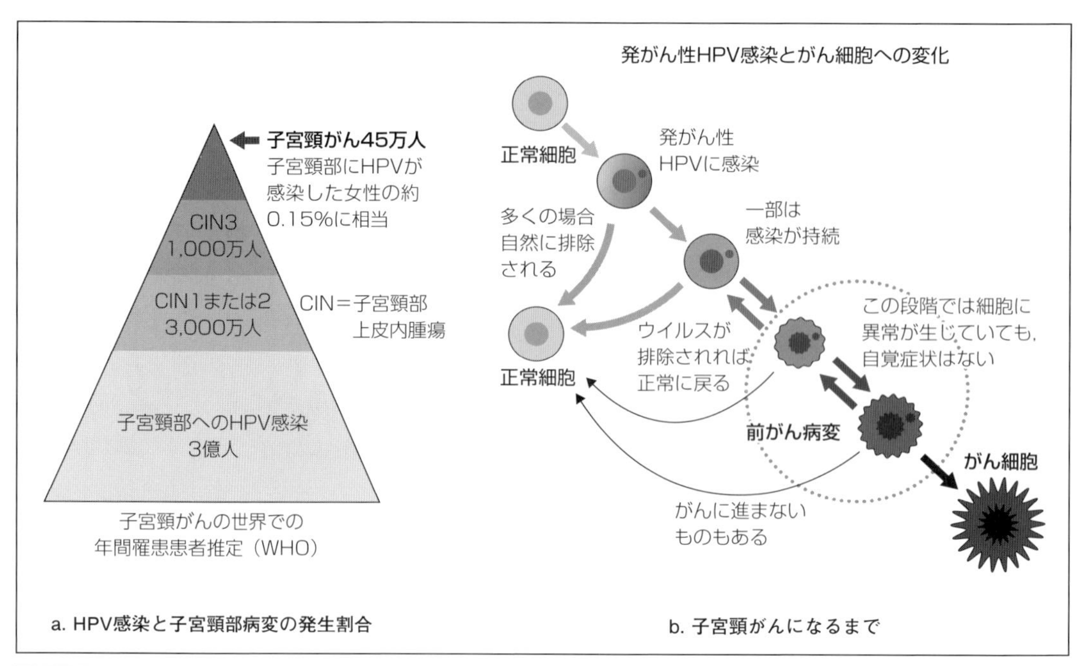

図13-4 HPV感染とがん化の過程（ジャパンワクチンのWEBサイトより）
http://allwomen.jp/factor/hpv.html

13-4bを見ると，細胞が異形成に進んでも，どの段階からでも正常細胞に戻っていることが見てとれます。

子宮頸がん罹患者は，2014年の統計では年間10,900人（がん罹患者の約1%）であり，そのうち亡くなる人は年間2,700人（がん死亡者の約0.7%）です。子宮頸がんで苦しむ人がいるのは確かですが，ワクチンの有効性が不確実で限定的であることや，実際に子宮頸がんになる率を考えた時，このワクチンの恩恵を受ける人の割合は，いったいどのくらいか。そもそもこのワクチンを日本全国の少女全員に打たなければいけないほどの子宮頸がんのリスクと必要性は認められないと言うべきでしょう。

HPVワクチンは，集団を病気の蔓延から守る社会防衛を目的とするものではなく，個人防衛を主たる目的とするワクチンです。この点はこれまで定期接種とされてきたワクチンと大きく違うのです。このことについては後述します。

また，費用対効果の点でも疑問があります。このワクチンの定期接種化に当たっては，厚生労働省の検討会で費用対効果が検討されています。ところがその検討に用いられた厚生科学審議会ヒトパピローマウイルス（HPV）ワクチン作業チーム報告書（2011年）には，「ワクチンの長期的な効果の持続期間が明確になっていないことから，13歳女子に接種したワクチンが<u>生涯有効であると仮定して</u>試算して良好と結論づけた」とあります。このような仮定で試算して，全国の少女達に打ってしまってよいものか，非常に疑問に感じるところです。

5 利益相反問題

1）副反応検討部会と利益相反

利益相反の問題もあります。まず，厚生労働省の厚生科学審議会予防接種・ワクチン分科会 副反応検討部会の委員が問題です。たとえば，2013年（平成25年）5月16日のメンバーを調べると，委員13人中，8人までがHPVワクチンの製造販売企業と利益相反がありました。また，同じく2013年6月14日の検討会では，委員11名中，6人がHPVワクチンの製造販売企業と利益相反がありました。特定のワクチンの安全性を検討するのに，その企業との利益相反関係をもつ委員の比率がこのように高くてよいのでしょうか。これでは，被害者は納得できません。

2）早期承認，早期定期接種化の背景

HPVワクチンに異例の緊急促進事業が実施されて公費助成がなされ，定期接種化された背景には，専門家団体の強い啓発活動がありました（**表13-9**）。

この専門家団体の名称は「子宮頸がん征圧を目指す専門家会議」，早期承認，公費負担の実現を目的に，このワクチンの承認審査期間中の2008年11月に設立されました。そして早々に承認という当初目的を実現し，次の目標である定期接種化も早々に実現しました（**表13-9**）。その活動をウェブサイトで見ると，提言・見解等の公表，政府や政党に対する要望書等の提出や勉強会の実施，自治体担当者・議員・医療関係者・啓発団体・メディアなどを対象としたセミナーの開催，記者懇談会の開催，海外の学会・国際会議への参加・取材ツアーの実施，啓発団体のサポートなど，かなり潤沢な予算で営まれていることがわかります。2014年6月当時の同会議の実行委員には，各学会の名だたるメンバーが名を連ねています（**表13-10**）。

薬害オンブズパースン会議で，日本製薬工業協会の透明性ガイドラインを用いて調べたところ，子宮頸がん征圧を目指す専門家会議には，HPVワクチンの製造販売企業から，2012年は年間3,500万円，2013年は年間3,850万円の寄付金が流れていました。他の企業からの寄付金は見当りません。しかも，同会議の事務

表13-9 子宮頸がん征圧を目指す専門家会議：目標

- より精度が高く費用対効果にすぐれた子宮頸がん検診を確立し，子宮頸がん検診の受診率50％以上をめざす
- HPVワクチンの早期承認と公費負担の実現（～2011年度）
- HPVワクチンの公費負担年齢における接種率向上
  キャッチアップ世代へのワクチン接種を推進（2012年度～）

局がHPVワクチンの製造販売企業の元マーケティング部長でした。これでは啓発に名を借りた偽装プロモーションではないかと疑われます。そこで，薬害オンブズパースン会議では日本製薬工業協会に申し立てを行いました。

また，医師が中心になって組織した「HPVJAPAN」という組織では，被害者の訴える重篤副作用が「紛れ込み」であるとして，ネットで署名を集めていました。そのHPVJAPANの連絡先を見ると先ほどの専門家会議の事務局と電話番号が同じでした。非常に疑わしい状況です。

3）通商交渉に動かされた日本の公衆衛生政策とHPVワクチン

もう1つ，HPVワクチンで特徴的なことは，この導入に，公衆衛生政策という観点ではなく，経済政策，すなわち日米の通商交渉が関係しているという点です。特に疑問を感じるのがCSIS（Center for Strategic and International Studies）の関与です。CSISは，産業界はもとより，米国政府に大きな影響をもっている米国のシンクタンクで，米国の軍産複合体の一翼を担っています。そのCSISが日本のHPVワクチンの状況をめぐって2年続けて特別報告書を発行しています。報告書の中には，日本におけるHPVワクチンをめぐる状況が詳細に書かれ，薬害オンブズパースン会議が行ったシンポジウムまで記載されていました。そして，ウェブサイトでは日本の被害者運動や日本のHPVワクチンをめぐる状況を分析し，日本のリーダーがリーダーシップを発揮して接種の積極推奨を

表13-10 子宮頸がん征圧を目指す専門家会議と学会との関係（2014年6月現在）

	役員の役職（抜粋）
実行委員	**日本医師会常任理事** 日本産婦人科医会副会長
実行委員	**日本婦人科腫瘍学会理事長**
実行委員	**日本産科婦人科学会理事長** 日本婦人科腫瘍学会理事
実行委員	日本産婦人科医会常務理事
実行委員	日本産科婦人科学会常務理事 日本婦人科腫瘍学会副理事長
委員	日本産科婦人科学会常務理事 日本婦人科腫瘍学会常務理事
委員	日本産科婦人科学会理事 日本婦人科腫瘍学会理事
委員	日本産婦人科医会理事
委員	**日本産婦人科医会会長**
委員	日本婦人科腫瘍学会理事

再開すべきとコメントしています。

そして，米国と日本の通商交渉の経過をみてみると，米国の要望事項の中に，HPVワクチンの積極的導入の背景とみられる動きがあるのです。その中から2つピックアップして引用します。

1つ目は「病気予防のための医薬品およびワクチンへの保険適応，ならびに『予防』の定義を拡大することにより，予防医療薬およびワクチンの使用を促進する」（2008年10月，日米規制改革および競争政策イニシアティブ）です。

予防の定義を拡大して使用を推進するということは，予防接種法を改正しなさいということです。改正前の日本の予防接種法は，社会防衛目的のワクチンでないと定期接種化できないという枠組みとなっていました。ワクチンを打てば，それまで健康だったのに副反応で苦しむ人が必ずでます。それをやむを得ないことと位置づけて定期接種化して国民に接種の努力義務を課すには，社会に感染症が蔓延してより大きな被害がでるのを防ぐという社会防衛目的が必要だというのがこれまでの予防接種法の考え方でした。しかし，この考え方では，HPVワクチンは定期接種化できません。HPVは成人女性の多くがもっているウイルスであり，HPVワクチンは，接種した人が将来的に子宮頸がんにならないという個人防衛に重点のあるワクチンだからです。そこで，HPVワクチンを定期接種化するために，予防接種法を改正したのです。これはまさに「予防の定義」を拡大するという作業であり，米国の要望に沿うものでした。

もう1つは「ワクチンに対するアクセス：日本全国におけるワクチンの供給を促進する長期的解決策を見つけて，2010年に採用されたHib・肺炎球菌，HPVワクチンについての措置を拡充する」（2011年2月，日米経済調和対話）です。

HPVワクチンと名前を挙げ，措置の拡充を求めていますが，これが緊急促進事業や定期接種化です。要するに医療や公衆衛生に関わることが，通商交渉によって動かされたという歪みが，みてとれます。

4）WHOの利益相反

では，WHOはどうでしょうか。

今や，WHOも利益相反から自由ではありません。その予算は加盟国負担金が2割，寄付が7割となっています（2014年）。この中で，多額の寄付をしているのはビル・ゲイツの財団ですが，これにはワクチン債の売上げが充てられています。また，ワクチンの製造販売企業も高額の寄付をしています。

1999年（平成11年），WHOは利害関係のあるところからの寄付を受けやすくするようルールを変え，その時にパブリックコメントを募集しました。このとき薬害オンブズパースンでは反対の意見書を出しています。そのとき抱いた，WHOが変質する危惧は現実のものとなっていると，私は考えます。

6 HPVワクチン問題の全面解決に向けて

全国子宮頸がん被害者連絡会は，2015年3月31日に，「全面解決要求書」を出しました（**表13-11**）。被害者のお母さんたちが，今必死になって活動して，被害を受けた娘さんたちのために，少しでもよい方向に向かえるよう努力をされてきました。

薬害肝炎事件検証再発防止委員会提言は，その「基本的考え方」の中で，次のことを指摘しています。

①薬害は，最新知見が不足して起きたというより，既に製薬企業や行政が把握していたリスク情報の伝達が十分に行われてこなかった，あるいはリスク情報の不当な軽視により，適切な対応・対策がとられなかったことによって発生する場合があることや，

②入手していた情報の評価を誤り，行政が規制するという意思決定を行わなかったことに本質的な問題がある場合があることに留意して，業務を遂行するべきである。

国や企業は，この提言の考え方に立って，被害者の要望に応えていくべきです。

薬害防止のために，あなたに何ができるか

今後，薬害を防止していくために必要なことを**表13-12**に挙げてみました。

この中に「安全を重視する文化を育てる」とあります。本研修会は，企業関係者が多く参加されていると伺っています。企業の中でも，もっと安全に力を入れたいと話される方はたくさんおられます。そういう思いを抱いている方の企業の中でのポジションはどのようになっているのでしょうか。その人たちの意見が通るような社風ができているのでしょうか。私はそこを知りたいと思います。

表13-11 全国子宮頸がんワクチン被害者連絡会「全面解決要求書」（2014.3.31）

- 追跡調査・疫学調査
- 研究・治療体制の確立
- 医療費無償化等
- 情報提供・教育や就業面での施策
- 賠償
- 定期接種からはずすこと
- 独立第三者委員会の設置
- 利益相反のない委員による審議　など

※薬害弁連「法律意見書」

表13-12 薬害防止のために

- システムを見直す
  薬害肝炎検証再発防止委員会提言
  ※薬害防止の4原則（予防原則・透明性確保・市民参加・法による規制）
- 安全を重視する文化を育てる
- 一人ひとりのセンスと能力を磨く：教育の重要性

そのために 

- 薬害の歴史，被害とは何かを知る
- 具体的事例（多く浅くより，少なくても深く）を知り，
- 自分（自社）に置き換えて考えてみる

企業内の文化は簡単には変わらないと思いますが，やはり組織は人が作っていくものです。一人ひとりのセンスと能力を磨くことが重要であると思います。そのための薬害教育も重要です。それが長い目で見たときに企業自身のためにもなるのです。

薬害被害の歴史，薬害被害とは何かを知り，深く被害者を知っていくことで，ほんとうの姿が見えてくるのではないかと思います。何かひとつの薬害事件でよいので，深く掘り下げて知ることをお勧めします。知識を得るだけでなく，被害者と接し，話を聞いてください。そうすることで深く理解でき，本質を見極めるセンスが育ちます。そうすると応用がきくようになります。

本稿ではHPVワクチンの話をさせていただきましたので，その関係も含めて参考文献を挙げます。

自分の会社だったら，今，自分がその問題にかかわるポジションにいたらどうだろうかということを，常に自らに問うようにしていただけたらと思います。

文　献

1）薬害オンブズパースン会議（http://www.yakugai.gr.jp）
2）HPVワクチン副反応被害報告集（http://www.yakugai.gr.jp/topics/topic.php？id=869）
3）斎藤貴男：子宮頸がんワクチン事件．集英社，東京，2015.
4）鳥集徹：新薬の罠―子宮頸がん，認知症…10兆円の闇．文藝春秋社，東京，2015.
5）黒川祥子：子宮頸がんワクチン―副反応と闘う少女とその母たち．集英社，東京，2015.
6）デイビッド・ヒーリー著，田島治監訳：ファルマゲドン．みすず書房，東京，2015.

Profile

薬害オンブズパースン会議事務局長　弁護士　水口真寿美

1981年中央大学法学部法律学科卒。1989年東京弁護士会弁護士登録。東京HIV訴訟（副団長），ハンセン病国賠訴訟，ソロクト・台湾補償請求訴訟，薬害イレッサ訴訟（副団長），HPVワクチン薬害訴訟（全国弁護団共同代表）ほかに関わる。共著に『医薬品の安全性と法―薬事法学のすすめ』（エイデル出版），『薬害イレッサ訴訟―闘いの記録と教訓』（日本評論社），『医療事故と医療人権侵害（シリーズ生命倫理第18巻）（丸善出版），『薬害エイズ裁判史』（日本評論社）ほか。1997年から薬害オンブズパースン会議事務局長。

第14章 日本の薬害問題 —社会学者の立場から—

和歌山県立医科大学医学部 教養・医学教育大講座　本郷 正武

はじめに—薬害防止に活かす社会学の強み—

薬害は加害者，被害者のカテゴリーに分けて物事を見ていくことが多分にあると思います。しかし，たいていは被害者側の声を拾い上げているかたちです。それはもちろん非常に重要なことです。しかし一方で，「加害者」側に立たされた人の当時の立場，文脈もあるはずです。それをもっと知り，考えていくことで，なぜそのような状況になったのか，どうすれば改善できたかなど方策も見えてきます。ただ「加害者」と断定するだけでは何も残りません。

また，「被害者」側にもさまざまな立場があります。われわれの研究では主にインタビュー調査をしますが，一般的なマスメディアで語られるような，いわゆるモデル・ストーリー的なケースからはずれるような語りも多々ありますし，そのようなケースももっと深く知っておく必要があるのではないかと思います。

これらを一言で言うと「あたりまえ」を疑うことであり，社会学ではそのスタンスに立って日常的に研究を行っています。自然科学の分野でも，「あたりまえ」を疑う，なぜそうなるのかという問題意識や関心がなければ，何も新しいものを生み出さないのは，おそらく同様なことであると思います。

1 社会学特有の分析視角

1)「あたりまえ」を疑う

「あたりまえ」を疑うことには，大きくは次の2つの論点があります。

▶「あたりまえ」はどのように作られたのか？

「あたりまえ」であることは，どのように作られてきたのでしょうか。

このような考え方は，ふだん日常ではあまり行われていないかと思います。しかし，社会学の立場では，われわれがふだん「あたりまえ」であるとして改めて問わないようなことが，どのように形づくられてきたかを考えていきます。たとえば箸を使うことで左利きの人が右利きに矯正されるのも，その一例です。「あたりまえ」であるように思われていることは，さまざまな人の手がかかり，さまざまな日常を積み重ねて形成されてきたのです。

しかし，後から思うと，「あたりまえ」が実はとんでもない話であったという可能性もあります。薬害の問題が起こってきた1960年代。今，当時をふり返ると，なぜそんなことになったのかと耳を疑うような事柄が多々あります。しかし，当時としては，もしかしたら「あたりまえ」のことであった可能性があることに留意する必要があるのではないでしょうか。

▶「あたりまえ」からこぼれ落ちている点は？

「あたりまえ」を疑うときに，もう1つの重要な点が，「あたりまえ」からこぼれ落ちている点をすくい上げることです。特に被害者の声を聞く時には，このことを重視する必要があります。現実には口に出せない，声をあげることができない立場の人，いわゆるマイノリティの立場を看取する機会をもつことが重要であると考えます。

2）どのような「あたりまえ」があるのか？

では，薬害が起こった背景には，どのような「あたりまえ」があったのか，実例を挙げて見ていきましょう。

▶「黄色い血液」追放キャンペーン

血液製剤のうち，薬害HIVの原因となった血液凝固因子製剤というものがあります。原料となる血漿は血液から分画されます。その血液はどのように集められて，どのように精製されていったのかを見ていきましょう。

日本国内ではもともと売血によって輸血用血液がまかなわれていました。この時，頻回に採血している売血常習者の場合は赤血球濃度が低くなるため，黄色味のかかった血液が採取されます。さらに，同じ人から肝炎ウイルスが何度も採取されていた可能性があります。その結果，輸血後肝炎に感染する割合が当時は5割を超えていました。ですから，輸血することで助かる命がある一方，肝炎のリスクがそれだけ高かったのです。

やがて売血は看過してはいけない問題であると，次第に認識されるようになりました。1つには，赤血球が顕著に減少するほど頻回に売血を行う，売血者の健康問題がありました。もう1つには，肝炎の蔓延を抑止するという問題意識もありました。そこで，1962年から1963年にかけて「黄色い血液追放キャンペーン」が張られ，読売新聞の本田靖春記者（故人）とボランティアの学生達が売血所や血液銀行の作業を観察するという活動も行われました。

このようなところから輸血用血液の場合は，売血から献血に変わっていくことになります。よく言われるのは，1964年に起きた，ライシャワー大使の肝炎感染事件です。親日家の駐日アメリカ大使が輸血により肝炎に感染してしまう事件が起こったため，これが決定打となって輸血用血液は100%献血になった，とはよく言われているところです。

▶非加熱濃縮製剤の登場

1969年には売血による輸血が廃止となり，売血所で輸血用血液を集めることはなくなり，国内では1974年に輸血用血液が100%献血になりました。ただ，これはあくまで輸血用血液に限る話であって，血漿分画製剤はまだ献血ではなかったのです。

当時の事情を知る医師は，次のように述べています。

Qd氏（内科医）「血液製剤だから肝炎が出るのはしょうがないんだな」[1] これは使っている非加熱濃縮製剤が，献血ではなく売血が用いられていることが背景にある言説です。しかもこの非加熱濃縮製剤は，輸入血漿からつくられたもので，肝炎が出ることは織り込み済みと考えていたわけです。特に，濃縮された製剤ですから，原料の血液に1人分でもウイルスが入り込んだら，当然，感染リスクが高まります。

一方，患者さんの言説です。

Pp氏（血友病患者）「C型肝炎なんてもう，ずいぶん前に感染しているのなんかみんな知ってるわけ」[2]（ここでは後年のインタビューなのでC型と話していますが，感染当時はまだC型とは呼ばれておらず，非A非B型肝炎と呼ばれていました）

HIVに感染するより前に，自分達としては血液製剤を打ったら肝炎に感染する可能性があるということはわかっている，そういう中で血友病の治療を続けてきた。これが当時のリアリティーの1つです。

血液製剤による肝炎感染は，ある意味，「目をつぶるべき」副作用であったのです。分画製剤の場合，現在なら肝炎ウイルスは加熱したりフィルターをかけたりして除去できますし，スクリーニング検査も徹底しています。しかし当時としては，肝炎感染は避け切れないというのが時代の認識でした。

このような認識は，1970年代後半まで続きます。その後ようやく加熱製剤に切り替えようという動きになりました。ちょうどその時期，HIV感染者の初の死亡例が出るという時代の文脈があります。

▶日本のHIV/AIDS史

日本におけるHIV史は，大まかに**表14-1**のような流れになります。

表14-1 日本のHIV/AIDS史

①血液凝固因子製剤へのHIV混入による血友病患者の感染（1970年代末～）
②米国発の原因不明の「奇病」報道（1982年～）
③ゲイ／外国人／セックスワーカーの病気
=エイズ・パニック（1986～1987年）
④「薬害HIV」訴訟運動（1989～1996年）
⑤和解後のHIV/AIDS治療の進展

この表は薬害についてだけではなく，性感染，訴訟など社会的問題その他も含めていますが，日本のHIV史は非常に特殊で，海外とは様相がだいぶ違います。まず，薬害の問題が報道をにぎわし，その後にゲイやセックスワーカーの病気であるという話がマスコミに取り上げられ，負のレッテルが貼られてしまいました。エイズ・パニックはいろいろな国で起こっていますが，日本の場合は特殊な人達が感染する病気であるという認識でエイズを位置づけるようになりました。その結果として，血友病患者への対応は非常におざなりになり，後回しにされました。

訴訟運動が起こって和解したのは1996年3月です。和解に至るまで，治療はほとんど進展することがありませんでした。和解の翌年，1997年に多剤併用療法（highly active anti-retroviral therapy：HAART）が出てきて，それ以前は致死的であったエイズの予後を劇的に改善しました。

和解以前には，なかなかまともな治療が受けられないという時代があったのです。

3）良心的支持者論の構想

ここで先ほどの「あたりまえ」を疑うという話を，HIV/AIDSに関わる訴訟運動に当てはめて考えてみましょう。運動の中には，医療行為以外にも，患者さんをサポートするさまざまな動きがありますが，これを**図14-1**にまとめます。

この図について少し説明いたします。まず，「する」「しない」とは，「運動に参加する人」「運動に参加しない人」という意味です。「運動から直接の利益を得る」とは，賠償金を得たり，謝罪を受けたりなど，運動から直接得られる利益を得ることです。ここでは，運動している間に友達ができたり結婚相手ができたりといった間接的・副次的なことは除きます。このような基準で分類した時，左上のセル＝利益が得られるから参加する，右下のセル＝利益が得られないから参加しない，の2つの場合は，比較的すぐに思い浮かべられるでしょう。右上のセル＝利益を得ないのに運動に参加するのは，社会運動論の概念では「良心的支持者」と呼びます。たとえばこれは，ボランティアの人達です。感染者でも血友病患者でもないが運動に関わっている，という人達です。

		運動からの直接の利益	
		得る	得ない
運動参加	する	手段的支持者／構成員	良心的支持者／構成員
	しない	フリーライダー／構成員	傍観者／敵対者

図14-1　運動から得られる利益と運動参加との関係[3)]

さらに，相対的に見落とされやすいのが左下のセル＝利益を得ているのに運動に参加しない人達です。このセルの人達をフリーライダーと呼び，組織におけるフリーライダーの存在が引き起こす問題を「フリーライダー問題」と言います。

4）フリーライダー問題

フリーライダー問題は，ここ数年，心理学や社会心理学の分野で何冊も本が出ていて，話題になっています。

フリーライダーとは，集合財が得られる，つまりみんなと協力したほうが得なのに，自分は協調行動をとらずに利益だけ得る人を言います。つまり，タダ乗りです。たとえばみんなで協力すれば早く掃除が終わってきれいになるのに，さぼる人がいるというわけです。それに対して，ちゃんと参加した人にはあとで謝礼を渡したり，さぼった人に対して罰を加えたりするなどの方策が考えられます。また，組織の規模が大きくなればなるほど，どうしてもフリーライダーが出てきます。または，受け皿からこぼれ落ちる人，さぼってしまう人をつなぎ止めるようなネットワークの存在などについて着目することが大事です。フリーライダー問題では，このようなことを研究していきます[4)]。

ここで強調しておきたいのは，訴訟運動をさぼっているからいけない，ちゃんと訴訟運動に入れ，ということではありません。日本ではエイズ・パニックが起きた時，HIV感染者は痛烈な差別と偏見を受けています。その中で声をあげることはなかなかできるものではありませんでした。そのため，フリーライダーとして振る舞わざるを得ない血友病患者さんが実際にいました。エイズ訴訟は1996年に和解しますが，1995年1月くらいまで，原告は100人に満たなかったのです。実際は1,000人以上の感染者の方がいたわけですから，フリーライダーにならざるを得ない立場に置かれていたと見るべきでしょう。

2 「薬害」の定義

ここでは「薬害」を社会学ではどのように定義するのかを見ていきながら，1つの見方を紹介したいと思います。

1）社会学による「薬害」の定義づけ

医療化（medicalization）とは，単に医療技術が進歩するとか薬が飲みやすくなる，手術の技術が上がる，などといったことではありません。これまで医療的問題でなかったことが医療の対象になる，治療の対象となる，ということです。最近では，ADHDや軽症うつなどが，医療の領域に取り込まれていっていますが，社会学ではそのプロセスから問題点や利点を読み解いていきます。薬害の場合，当初は医療的問題として扱われなくても，その時に泣き寝入りしないで声をあげる（クレイム申し立て活動＝提訴，告発）と，それが正当化され，さらにその後，再発防止策や救済策が制度化される，といったプロセスが見られます。

では，だれがだれに対して声をあげるのでしょうか。ここで，加害者と被害者という図式が提示され，強化されていくプロセスが見えてきます。

2)「薬害」問題の「解決」

▶「薬害（HIV)」がもたらした正の効果

「薬害」という言葉は，ある意味，非常に便利です。加害者，被害者をはっきり決めて，加害者にはきちんと責任をとらせることで被害者の心が少しは晴れ，被害が多少なりとも軽減できます。また，告発が正当であると認められ，裁判で勝訴したり和解を勝ちとったりすると，そこで「薬害」として意味づけされます。それ以前は単なる副作用と見なされたり，当人の不注意だと言われて処理されたりしていたのですから，大きな前進です。また，「薬害」と意味づけされ，ラベルが貼られることによって，当然，医療側もきちんと対応していくようになるでしょう。チーム医療，包括医療も薬害HIV問題を一つのきっかけにして始まりました。医薬品の安全性についても，「薬害」という不幸な問題があったから克服しようという動きが出てくるわけです。被害の経験を無にしないという問題意識が，さまざまな新しい制度の枠組みをつくってきました。

▶「薬害（HIV)」がもたらした負の効果

一方，「あたりまえを疑う」という社会学の視点からすると，「薬害」と定義づけることで，こぼれ落ちるものもあることを指摘しておきたいと思います。

われわれが医師への聞き取り調査をした時，医師から「もうそんな話をしたくない」という反応を受けることが往々にしてありました。というのも，加害者をスケープゴートにしてきたことが，そうした医師の反応の裏にはあるのではないかと思われます。

加害者をスケープゴートにしたのは，マスコミがそう書いたこともありますし，「この人が悪かった」と言われれば，そのようなわかりやすい図式に飛びついて納得するようなことは多々あったと思います。しかし，それでは実り多い教訓は得られないでしょう。

副作用がないに越したことはないかも知れませんが，副作用と薬の効き目はどうしてもセットにならざるを得ないわけです。「薬害」と簡単に言ってしまう裏には，ゼロリスクへの盲信もあるのではないでしょうか。

最近，問題になっているのは，「薬害」被害者と，医薬品にアクセスできない層とが勝手に対立させられる局面です。たとえばサリドマイドでは，新たな薬効が認められて2008年に抗多発性骨髄腫の薬として再承認されました。再承認の動きがあった時，もともとのサリドマイド被害者サイドからは再承認を危惧する声が聞かれ，一方で多発性骨髄腫の患者サイドからはサリドマイドをもう少し使いやすくしてほしいという要望があり，そこで対立の構造が描かれます。しかし本来は，互いが対立するという問題ではなく，被害者の救済と新たな医薬品の運用は区別して検討すべきです。

3 血友病治療の「あたりまえ」

1）血友病治療の変遷

血友病は，11種類ある血液凝固因子のうち，Ⅷ因子とⅨ因子が生まれつき欠損ないしは活性低下しているため，出血が止まりにくい症状を呈します。特に関節内出血による関節障害や，頭蓋内出血，腸腰筋出血に悩まされます。出血が起こると，血液凝固因子をその都度，補充していくことが不可欠でした。

しかし，1985年に加熱血液凝固因子製剤が認可されるまで，非加熱製剤を使っていたため，HIVや肝炎感染のリスクが当然ありました。特にHIVの場合，未発症を非感染と見誤ることもありました。当時は抗体検査のキットは流通していなかったので，感染しているかどうかを知るには米国に検体を送って確認するというようなことをしなければなりませんでした。また，HIV（レトロウイルス）の場合は抗体陽性の解釈を誤って，感染したけれど中和抗体で治ったなどと思い違いをするようなこともありました。

感染告知もまともにされていませんでした。たとえば，「集団告知」といって，「ここに集まっている皆さんは感染しています」などというような告知もあったといいます。医師としては，救済制度を説明するために集まってもらった善意からということですが，告知とはそのようなものではなく，プライバシーが守られるべきです。このように渾沌とした時代でもあったわけです。

血液製剤の使用に付随する危険性については，効果的に患者に情報提供ができていたのかが問われています。血友病の場合，差し当たって目の前の痛み，苦しみを和らげ，出血死を防ぐために，血液製剤を打つしかありませんでした。まだ発症していないHIV/AIDSに比べ，血友病の出血のほうが緊急性が高い――このような「比較衡量」の考え方があるわけです[5)]。

2）血液製剤の使用停止・回収の意思決定

米国においても，血液製剤によるHIV感染がありました。IOM（米国医学研究所）レポート[6)]では，血液製剤を回収する意志決定において重視される理論的根拠は，血液学，感染症，疫学，リスク評価，コスト対効果としています。特に重視している疫学の立場からは，疑わしいものは早く回収すべきということです。

日本においては，津田（2014）[7]が，「病因物質の判明にこだわらなくとも，1982年末～83年に原因薬剤を回収し，感染拡大を防ぐことができた」としています。とはいえ実際には，当時はクリオ製剤の増産も困難で，新鮮凍結血漿（FFP）は通常の医療行為の中でたくさん使われていたため血漿分画製剤に使うところまで回らなかったということが指摘されています[8]。

3）裁かれた行政判断

2008年，厚生省（当時）薬務局生物製剤課長の有罪判決が確定します。その時の判決文では「HIVに感染してエイズを発症する者が現に出現し，かつ，いったんエイズを発症すると，有効な治療の方法がなく，多数の者が高度のがい然性をもって死に至ること自体はほぼ必然的」としていますが，今現在から見れば，問題に思う部分もあります。

判決文には「死に至ることはほぼ必然的」とあります。これは，当時の知見としてどこまで必然的と言えたのか，ということが定かではありません。当時は，HIVのレトロウイルスについての知識もまだ乏しく，感染や発症の機序についてもよくわかっていない部分が多くありました。

また，「多数のものが…」というくだりがありますが，これも疫学的に裏付けられているわけではありません。当時はまだ，どの県に何人発生した，何人発症したといったデータはありませんし，わかったとしてもなかなか公にできないという問題があったのです。

4　「被害者」と「加害者」

1）「薬害教育」の勧奨

大学医学部で行われている「薬害教育」は，「被害者」の声を届けるということがメインです。それはもちろん非常に大事です。しかし，「加害者」の声をもう少し届けることがあっても良いのではないか，というのが社会学の1つの立場です。というのも，自分が「加害者」になるかもしれない将来の医療従事者にとって，加害者の声は学ぶべきことの多い，傾聴に値するものであると考えるからです。

薬害教育における主作用・副作用を考えると，

①主作用として期待される機能

・現在の医療体制の成り立ちからその意義を学ぶ

・「薬害」経験の伝承

特に，HIV/AIDS，薬害肝炎の場合，薬害運動があったからこそ日本は薬事行政が飛躍的に改善・進展した経緯があります。

②副作用として生じる意図しない結果

・「薬害」被害/性感染を分断する理解

薬害ばかりに着目するあまり，性感染の話がやや疎かになっている場合があります。もちろん，その逆の場合もあって，教科書にどちらを意識的に盛り込むかが問われます。

・被害者側に比して加害者側の当時置かれていた文脈が看過されがち

加害者側の当時置かれていた文脈を，現在の知識水準から厳しく断罪するのは，無理があるのではないでしょうか。

その例として，HIV訴訟で参考人招致（1996年4月）された安部英医師（故人）は，次のように批判されたことがありました。

「少しでも危ないと感じていた非加熱濃縮製剤を患者に使わせ続けたことは，能力が足りなかったということではない。それはまさしく，『医師としての良心に恥ずべき』行為なのだ」[9]

しかし安部医師はその著書[10]の中で「実際に彼<最初に診療した血友病患者>をこのエイズの病気に罹患させた下手人は私である，と思うと，私には何もいいようがない」，「現在のような状況に至ったことには，私なりに責任を感じている」と言われています（< >内は本郷注)。この1986年の段階では，真摯にHIV/AIDSについて考えていたことがわかります。当時，安部医師が血友病患者さんのためにどうしていたのか，またそれが裏目に出てしまったのはなぜなのか，私達はもっと知る必要があるのではないでしょうか。

2）社会学の立論

自らの不完全さを自覚して「あたりまえ」を疑う視点は，異なる立場にいる人達の置かれた文脈を想像してみることにつながります。異なる立場の人達の置かれた文脈を想像することは，その人達の視点から考えることです。だれかを悪者にしてその人だけ叩くのではなく，何かもっと私達は学ぶことができるのではないか，ということを問うていきたいと思います。

薬はリスクとベネフィットを併せ持つ不完全な存在です。患者さんは，その「不完全な薬の現実と闘う宿命」を持っています。しかし，医療者も製薬企業も，その「不完全な薬の現実と闘う宿命」を患者さんとともに背負いつつも，患者さんに向き合っていかなければならないはずです。

「薬害教育」においては，医療者・製薬企業を表象した時，ついつい「加害者」サイドであると思いがちですが，それでは結果的には「加害者」と「被害者」という枠組みにはめて物事を見ることにとらわれていることになります。同じ宿命をともに背負った人達であるという見方をしていくことで，見えてくる現実もあるのだと思います。

3）「良心的支持者」として振る舞う

ここで，われわれが聞き取り調査をした血友病患者の感染者・Ppさんの言葉を紹介します[11)]。

（Pp氏：血友病患者）「ほんとに限られた人の中にだけ，私が原告団だってことをわかってる。…中略…そこにいる時には『私も支援者なんです』っていう隠れ蓑なんですよ，結局。」

前述の「フリーライダー問題」の項では，世間の目があってなかなか原告になれないという話をしました。しかし，Ppさんのように一部の感染被害者の方には，実は原告であることを隠し，ボランティアとして運動に関わっていた人もいます。このように，今まで被害者に置かれた文脈も，単に「気の毒な人」「手を差し伸べるべき人」という存在であるというものだけではありません。彼らは彼らなりのやり方で差別や偏見をやり過ごし，これまで工夫を重ねて生きてきたのです。

5 社会学的想像力

社会学的想像力（sociological imagination）という概念があります。社会学者のミルズ,C.W.が1959年に書いた著書[12)]のタイトルです。その中でミルズは，次のように言っています。

「社会学的想像力を所有している者は巨大な歴史的状況 <マクロな文脈> が，多様な諸個人の内面的生活や外面的生涯 <人それぞれの個々の人生> にとって，どんな意味をもっているのかを理解することができる。社会学的想像力をもつことによって，いかにして諸個人がその混乱した日常経験のなかで，自分たちの社会的な位置をしばしば誤って意識するかに，考慮を払うことができるようになる」（< >内は本郷注）。

たとえば戦争や震災などマクロな文脈が自分の人生にどういう意味を持つのか。それを理解することができるのは，社会学的想像力があるからだ，と言っています。しかし，目先の混乱した状況にのみ振り回されると，しばしば自分の置かれた社会的な位置を誤って認識してしまうおそれがあるのです。

1）社会の変化，個人の出来事

もう少し別の言い方をしてみましょう。

社会の変化/個人の出来事，の両者を結びつけて考えることが大切です。われわれは，情報化や分業化が過度に進んだ忙しい現代社会の中にあって，ふだんは日々の生活に手いっぱいで，なかなかこのような考え方ができません。たとえば，自分は献血をしていても，使用期限が切れた血液は捨てられたり，輸血用ではなく血漿分画製剤に回されたりしていることを知らないでいるかもしれません。

しかし，ミルズは「自律的に振る舞える専門職こそ，社会学的想像力を働かせることを期待される」[12]と強調しています。自分の創造性を活かす裁量をもつ専門職は，それゆえに社会学的想像力を働かせていくことが期待されています。

2）社会学的想像力を持てば…

社会学的想像力について，ミルズは次のように言っています。

「……それは人間個人にとって最も非人格的で疎遠な諸変化から，最も身近な諸要素にいたるまでを関連づける——つまりこの両極の間の関係をよみとる——能力である」[12]。

そして，それは研究者のみならずだれしもが獲得可能な能力です。たとえば自分がつくっている製剤がどう社会に関係しているのか，またその医薬品がつくられるまでに，どういう手がかかり，それが「あたりまえ」な治療として確立されているのか。このような視点が専門職には求められているのではないでしょうか。社会学的想像力をもつことによって，提供する情報の公正さを保てたり，薬害に関するものの見方も変わっていったりすると考えます。

謝辞

本講演にあたっては，調査研究フィールドの方々や各種研究会の参加者などから多くの示唆を得た。すべての方々に，この場を借りて感謝いたします。
「『薬害教育』に向けた多声的『薬害』概念の提起」
（日本学術振興会 科学研究費補助金 基盤研究（B）：研究代表者　山田富秋）

文　献

1）輸血用血液製剤によるHIV感染問題調査研究委員会編：医師と患者のライフストーリー第2分冊 資料編 医師の語り．783-784，ネットワーク医療と人権，大阪，2009b.
2）輸血用血液製剤によるHIV感染問題調査研究委員会編：医師と患者のライフストーリー第3分冊 資料編 患者・家族の語り．957，ネットワーク医療と人権，大阪，2009c.
3）本郷正武：HIV/AIDSをめぐる集合行為の社会学．ミネルヴァ書房，京都，2007.
4）河井太介，渡部幹：フリーライダー—あなたの隣のただのり社員．講談社現代新書，東京，2010.
5）西田恭治，福武勝幸：輸入血液製剤によるHIV感染に関する一考察．日本医事新報，3775；53-55，1996.
6）Institute of Medicine：Committee to Study HIV Transmission through Blood and Blood Products. Division of Health Promotion and Disease Prevention, HIV and Blood Supply：An Analysis of Crisis Decision-making, National Academy Press, 1995.（清水勝，新美育文監訳：HIVと血液供給—危機における意思決定の分析．日本評論社，1998.）
7）津田敏秀：医学者は公害事件で何をしてきたのか（改訂新版）．岩波書店，東京，2014.
8）種田博之：血友病を治療することについての認識．輸入血液製剤によるHIV感染問題調査研究委員会編：医師と患者のライフストーリー第1分冊 論考編．55-70，ネットワーク医療と人権，大阪，2009a.
9）櫻井よしこ：安部先生，患者の命を蔑ろにしましたね．中央公論新社，東京，1999.
10）安部英：エイズとは何か—謎の正体に迫る．日本放送出版協会，東京，1986.
11）輸入血液製剤によるHIV感染問題調査研究委員会編：医師と患者のライフストーリー第3分冊 資

料編 患者・家族の語り．965-966，ネットワーク医療と人権，大阪，2009c.
12）Mills, C.W.：The Sociological Imagination. Oxford University Press, New York, 1959.（鈴木広訳：社会学的想像力．紀伊國屋書店，1965.）

Profile

和歌山県立医科大学医学部 教養・医学教育大講座　本郷 正武

1998年金沢大学文学部行動科学研究科卒。2004年東北大学大学院文学研究科修了。2007年東北大学大学院文学研究科（行動科学）助教。2010年和歌山県立医科大学医学部教養・医学教育大講座講師，2015年同 准教授（現職）。著書に『HIV/AIDSをめぐる集合行為の社会学』（ミネルヴァ書房，2007），『医師と患者のライフストーリー』（共著）（ネットワーク医療と人権，2009）。

知っておきたい 薬害訴訟の実際

—企業リスクの最小化を目指して—

定価　本体2,500円(税別)

平成28年11月25日　第1刷発行

企画・編集　一般財団法人医薬品医療機器レギュラトリーサイエンス財団
〒150-0002　東京都渋谷区渋谷2-12-15 日本薬学会 長井記念館
電話　03-3400-5634　　URL　http://www.pmrj.jp

発　　行　株式会社薬事日報社
〒101-8648　東京都千代田区神田和泉町1番地
電話　03-3862-2141　　URL　http://www.yakuji.co.jp/

印刷・製本　株式会社日本制作センター

ISBN 978-4-8408-1379-2　C3047